抗菌薬が効かなくなる

AMR（薬剤耐性）との闘いに人類は勝てるのか？

忽那 賢志 監訳　井上 肇・長谷川 学 編集

The Drugs Don't Work　A Global Threat

Professor Dame Sally C. Davies

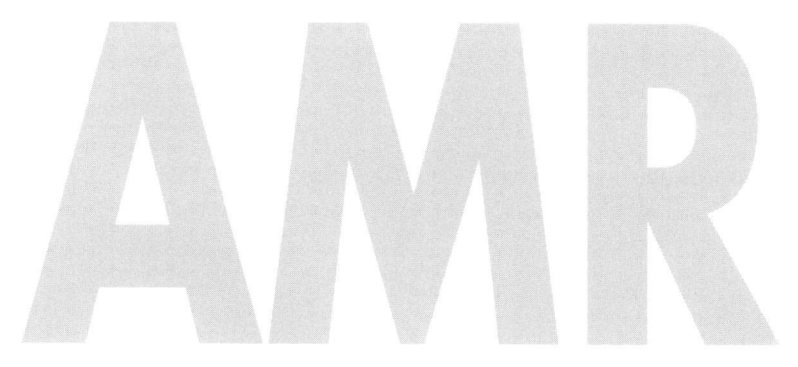

丸善出版

The Drugs Don't Work

A Global Threat

by

Professor Dame Sally C. Davies,
Professor Jonathan Grant and Professor Mike Catchpole

Original English language edition first published by Penguin Books Ltd, London.

本書は正確な適応症（効能），副作用（有害作用），および投薬スケジュールを記載していますが，これらは変更される可能性があります．読者は医薬品の製造販売業者の添付文書をご参照ください．
本書の著者，編集者，出版社と頒布する者および翻訳者は，その記載内容に関しては最新かつ正確を来すように努めておりますが，読者が本書の情報を利用するに当り，過誤あるいは遺漏あるいはいかなる結果についても責任をもつものではありません．また，出版物の内容に関して明示的又は黙示的ないかなる保証をいたしません．
本書の著者，編集者，出版社と頒布する者および翻訳者は，この出版物から生じる，身体および／または財産に対するいかなる損傷および／または損害に対していかなる責任も負わないものとします．

Japanese translation rights arranged with PENGUIN RANDOM HOUSE UK through Japan UNI Agency, Inc., Tokyo.

Printed in Japan

原著者の言葉（日本語版に寄せて）

AMR（Anti-Microbial Resistance，薬剤耐性）は現在，毎年70万人以上の人の命を奪っている深刻で複雑な課題です．抗菌薬は1928年の最初の発見以来，人の健康に大きく寄与し続けてきました．すなわち，抗菌薬により以前には致死的であった感染症が治癒するようになり，出産にともなう母子の死亡率を大きく減少させ，手術や臓器移植にともなう感染リスクを下げることにより，平均寿命が大きく伸長しました．しかし，AMRを放置すれば，これまで1世紀近くの抗菌薬による現代医学の恩恵を失うことになりかねません．病原体がたやすく国境を越えることを踏まえれば，これは地球全体の課題です．なかでも，乳幼児，高齢者，妊婦，免疫が低下している人などにとってはとりわけ危険です．また，地球温暖化など他の地球規模課題と同様に，特に開発途上国はより深刻な影響を受けることになるでしょう．

すでに現時点においてもAMRがもたらす被害は深刻ですが，さらに目を向けるべきは将来予想される状況です．新たな抗菌薬の開発に投資することはもちろん大切ですが，新たな抗菌薬が開発できたとしても，これまでと同様の抗菌薬の使い方を続けている限りは，問題の解決はおぼつかないでしょう．AMRに対する取り組みを誤れば，国連総会で全加盟国が採択した2030年までのSustainable Development Goals（SDGs；持続可能な開発目標）の達成は困難になるでしょう．SDGsの達成目標の中で，健康の向上，飢えの根絶，環境と動植物の保全などがAMRに直接左右されるのみならず，経済発展や不平等の是正にも間接的に影響を及ぼします．例えば，世界銀行の試算によれば，2050年までにAMRは新たに2,830万人もの人を極度の貧困に陥れ，低所得国では国内総生産の5%が失われる可能性があります．

2013年にこの本を刊行してから，AMRが抱える複雑な要因についての理解が広がってきました．農業・畜産分野における取り組みがAMR対策の成否を左右することが広く認識されるようになるとともに，抗菌薬の環境への曝露がAMRをさらに悪化させることもわかってきました．AMR対策を推し進めるためには，この問題がもつ複雑で多面的な要因について，さらに理解を深めることが欠かせません．

AMRは高齢化が進行し，耐性菌に脆弱な人々が増えつつある日本にとっても大きな課題です．日本政府は2016年の国連総会において，他の192の加盟国がAMR対策政治宣言を採択するプロセスを主導してくれました．これから世界各国がAMR対策をそれぞれの国の保健医療制度の中に組み込んでゆく中で，日本の取り組みはそのモデルとして注目されることになるでしょう．

しかし，AMR対策の真の成否は政府の取り組みよりも，この本の読者1人ひとりの責任ある行動にかかっています．日本語版の刊行が，読者の皆さんの行動を変える一助になれば幸いです．

3月吉日

原著者　Sally C. Davies

監訳者序文

この数年，耐性菌という言葉をテレビやインターネットのニュースで見かける機会が多くなりました.「耐性菌」，名前のとおり，抗菌薬（抗生物質）が効かない細菌の総称です.「AMR（薬剤耐性）」と呼ばれることもあります．この耐性菌が近年増加していることが世界的な問題となっており，英国グループの試算によれば，このまま耐性菌が増加すると仮定すれば，2050 年には耐性菌による死亡ががんによる死亡を超え，なんと 1,000 万人にも達するそうです.

想像ができますか…？　私たちが今，抗菌薬で治療している肺炎や腎盂腎炎も，このままでは耐性菌のせいで治療ができなくなってしまうかもしれないのです．それだけではありません．もし耐性菌の増加によって抗菌薬が使用できなくなったら，医療の世界はどう変わるでしょうか．例えば，簡単には手術はできなくなるかもしれません．なぜなら手術前後に予防的に投与する抗菌薬が使えなくなれば術後の感染症が増えることに繋がり，手術すること自体が大きなリスクになるからです．もっと頻度の高い医療行為もできなくなる可能性があります.

例えば，病院では水分・栄養の補給のために静脈内カテーテル（いわゆる点滴）を挿入したり，尿量を測定するために尿道カテーテルを挿入します．これらはときに感染の原因になることがあり，抗菌薬によって治療を行います．しかし，もし耐性菌が増加しすぎてこれらの感染症を抗菌薬で治療できなくなれば，点滴や尿道カテーテルの挿入そのものが命にかかわる医療行為になり得ます．近い将来，おいそれとは点滴ができない時代が来るかもしれないのです！

今，なぜ耐性菌が増えているのでしょうか．医療の現場で抗菌薬が必要以上に処方され続けていることが原因の１つだといわれています．しかし，それだけではありません．本書をお読みいただければ「世界で耐性菌が増えている原因は何なのか…？」，おわかりになるかと思います．そして，この本を読み終わったら，ぜひ皆さんに行動に移していただきたいと思います．未来の子どもたちに抗菌薬を残すために，私たちには何ができるでしょうか．

もしあなたが医療従事者であれば，自分の抗菌薬処方や手洗いを見直してみてはいかがでしょうか…？　もしあなたが患者側であれば，風邪を引いたときに抗菌薬の処方を医師にお願いしたり，抗菌薬を自己判断で途中で止めてしまったりしていた行動を改めてみてはいかがでしょうか…？

本書には２つの結末が用意されています．本当の私たちの未来は，私たち１人ひとりの行動次第でどちらにもなり得ます．今から25年後，私たちを待っているのはどちらの未来でしょうか…？

３月吉日

監訳者　忽那 賢志

目　次

訳者一覧

○監　訳

忽那　賢志　国立国際医療研究センター 国際感染症センター 国際感染症対策室 医長（兼 国際診療部 副部長）

○編　集

井上　　肇　Senior Advisor, UHC and Health Systems, World Health Organization

長谷川　学　内閣官房 新型インフルエンザ等対策室/国際感染症対策調整室 企画官

○翻　訳

礒　　雅子　内閣官房 新型インフルエンザ等対策室/国際感染症対策調整室 参事官補佐

髙山　義浩　沖縄県立中部病院 感染症内科 地域ケア科 医長

野田　博之　厚生労働省 健康局 結核感染症課 国際感染症対策室 室長

福寿　宏樹　内閣官房 新型インフルエンザ等対策室/国際感染症対策調整室 主査

三宅　邦明　厚生労働省 健康局 結核感染症課 課長

（五十音順，2018 年 2 月現在）

原著者紹介

Professor Dame[*1] サリー・デイビスは英国政府の主席医務官で，このポストに就任した初めての女性である．デイビス女史は主席医務官として英国政府の医療分野に関する独立したアドバイザーであり，特に公衆衛生と研究に造詣が深い．2006 年には国立衛生研究所（National Institute for Health Research）を立ち上げたほか，国際的に助言を与える数多くのポストに就いており，インペリアル・カレッジ（Imperial College）の名誉教授でもある．

ジョナサン・グラント博士は非営利の公共政策研究所である RAND Europe の主席研究者（principal research fellow）であり，同研究所の前所長である．グラント博士の研究の主たる関心は保健に関する R&D 政策および政策決定における調査とエビデンスの活用である．同博士はかつてウェルカム・トラスト（Welcome Trust）の政策責任者を務め，ロンドン大学医学部で博士号を，ロンドン・スクール・オブ・エコノミクス（London School of Economics）で経済学の学士号を取得している．

マイク・キャッチポール教授は国際的に著名な感染症の専門家で，健康を守り，増進させるための政府機関であるイングランド公衆衛生

[*1]：大英勲章第 1 位および第 2 位を授与された女性に対する尊称．

サービス（Public Health England）の感染症監視・制御センターの所長である．キャッチポール教授はイングランドにおける感染症に関する調査を数多く担当し，欧州疾病予防管理センター（European Centre for Diseases Prevention and Control）のアドバイザーでもある．同教授はインペリアル・カレッジの客員教授も務めている．

はじめに

7月の暗い日．スー夫人は数えてはいなかったが，彼女が隔離されてから15日目のことである．息子のジョシュの誕生日の1週間後から喘鳴（ぜんめい）が始まっていた．あの日，彼女はジョシュを友人たちと一緒に遊園地へと連れて行った．活気と笑顔に満ちた日のことを，ありありと彼女は思い出すことができる．

やがて喘鳴は咳嗽（がいそう）となり，咳嗽は咽頭痛をともなうようになった．夫のジョンは心配そうにしていたが，妻に向けるまなざしは落ち着いていた．ジョンは知っていた．似たような症状が職場の同僚にも起こっていたのだ．彼は妻の症状が意味することを考えはじめていた．一体どうやってジョシュを1人で養っていけばいいのだろう…？　果たしてやっていけるだろうか…？

ジョシュが生まれた16年前は，その危機の予兆があった．妊娠後期の数カ月は外出せず，友人や家族と接触しないようにスー夫人は忠告されていた．ジョシュが保育園に通っている頃には，彼女とジョンは，園長から，軽微であったとしても症状があるときに子どもを通園させることが，いかに無責任であるかについて指導を受けていた．夫婦には，家庭用の検査キットが渡されていた．ジョシュは，その紙切れに唾を吐き，それが緑色であれば通園できたが，赤くなれば家にいなければならなかった．彼らはこの検査結果を「赤い斑点」と呼んでいた．ジョンの母は，これを妊娠検査にたとえていた．

数年後，ジョシュが小学校に入学した直後，政府は新しい法律をつくって，感染者が公共の場に出てくることは犯罪であると定めた．街中でランダムに検査を行うということも検討された．もし感染していたら，主要なすべての都市の街外れに建設されていた隔離療養所の1つに収容されるという案だった．それは死刑宣告と同じ．療養所は「コロニー」と呼ばれた．

スー夫人は自宅で最期を迎えたいと願った．個室で1人きりで2週間を過ごしていた．ジョンとジョシュは食べ物と薬を2つのドアのあいだの密閉されたスペースに置き，家族は外側のドアを使い，スー夫人は内側のドアを開ける．彼女が主治医にいえば，解熱剤と痛み止め，そして彼女が最期を迎えるのに役立つ何かを提供してくれる．主治医は政府に報告し，スー夫人とジョンとジョシュの家は感染世帯として認定されている．

それは，2043年の出来事である．

*　　*　　*

私は主席医務官として，英国政府で保健行政に関する最も上級のアドバイザーである．この役職の起源は1855年に遡り，私で16代目，そして最初の女性主席医務官であることを，とても誇りに思っている．私は毎年，公衆衛生に関するアセスメントを発表し，政府に対してアクションが必要な分野について助言をしている．2012年，私は初めて感染症について，深く掘り下げた報告書を書くことにした．感染症は議論の余地のないトピックに思えたことも理由の1つだった．私は間違っていた．私はあまり驚かない性質なのだが，でも調べてわかった結果に恐怖を覚えた（単に医師としてだけでなく，母として，妻として，そして友人として恐怖を覚えたのだ）．それまでの伝統を破って，私は著名な臨床医，学者，研究者，そして政策決定者から広く知見を募った．そこから得られた結果はシンプルなものだった．

- 私たちは感染症との闘いに敗れつつある．
- 細菌が勢いを盛り返し，現代医学に太刀打ち（耐性化）できるようになっている．
- つまり，**抗菌薬が効かなくなる**．

1943年にペニシリンがつくられてから，私たちのほとんど誰もが抗菌薬の効果の恩恵を受けてきた．抗菌薬のことを，しばしば私たちは，「抗生物質」と呼ぶが，それが不適切な呼び名であることは後にわかる．この夢のような薬のおかげで，私たちは喉の痛み（咽頭痛）などのありふれた感染症で死ぬことはなくなり，人工股関節置換術から心臓移植に至るまでの大掛かりな手術においても日々当たり前のように生き延びられるようになった．実際，世界保健機関（WHO）は，抗菌薬のおかげで私たちの寿命は平均して20年伸びたと試算している．例えば，あなたの3歳のお子さんの耳が痛くなった場合を想像してみてほしい．親として心配しつつ，子どもを落ち着かせようと努力するが，ついに万策がつきて最悪の事態に怯えつつも，明け方，できる限りの理性をかき集めて夜間診療所に連れていく．5分ほどの診察のあと，薬を処方してもらい，開いている薬局を探し，蛍光イエローの薬をもって帰宅する．24時間後，あなたの大切なお子さんは前の晩の出来事などすっかり忘れてしまったかのように庭で遊んでいる．

冒頭のスー夫人に関する物語（エピソード）はSFや『ワールド・ウォーZ』*[2]のシナリオのように聞こえるかもしれない．でも，私たちがこれまでの歴史の流れを変えない限り，そして，このまま薬剤耐性が強くなるのを許してしまうとすれば，20〜30年のうちに今なら簡単に治すことのできるありふれた病気でも，命を落とす事態になっているかもしれない．そして20年後には，人工股関節置換術が必要になっても，その手術の際，治療できない感染症にかかる危険があるため，「危険すぎて手術すらできない」という状況にまで後退してしまうだろう．

抗菌薬は私にとってとても重要だった．1970年代の終わりに，私の夫，フィリップは慢性骨髄性白血病（chronic myeloid leukemia；CML）と診断された．当時，慢性骨髄性白血病の唯一の治療法は対症療法だったが，私の同僚が延命のための新しい方法を開発してくれた．病気の初期段階で夫の血液から幹細胞を取り出し，凍結したのだ．この方法により，夫の慢性骨髄性白血病が致命的で危険な状態になると（実際よくそうなったのだが），その幹細胞を体内に戻すことができた．

1980年にはフィリップの慢性骨髄性白血病は急性白血病に移行した．死の宣告だった．当然のことながら，私たちはもっと一緒に過ごす時間をと願った．夫は白血病の細胞を死滅させるために何度も抗がん剤の投与を受け，幹細胞の輸血を行った．幹細胞（あるいは骨髄）が慢性骨髄性白血病と通常の血液細胞の両方をつくり出すことを期待しての処置だった．こうした移植により，骨髄は数日または数週間かけて再生し，効果が生じるのだ．移植のあいだ，患者は赤血球および

---

*[2]：2013年公開のブラッド・ピット主演のアメリカ映画（原作はマックス・ブルックス）．爆発的な感染力で人間がゾンビに変化して人類の存亡が危うくなる世界で，未知のウイルスの感染原因を解き明かそうと，世界各地を駆ける元国連職員の姿を息詰まるタッチで描く．

出血を防ぐための血小板の輸血や，感染症を防いだり治療するための抗菌薬の投与を受ける．こうした処置は誰にとっても耐え難い時間である．輸血された血液細胞が生着して増殖する前に，出血や感染症のためにフィリップが命を失う可能性もあった．日々，私たちは心配しながら，出血を示す痣ができていないかをチェックし，感染していないか体温チャートを確認した．ちょっとでも体温が高くなると，培養検査のための綿棒や抗菌薬投与のための注射針が彼を痛めつけることとなった．それはフィリップにとって最善の治療法だったが，とてつもなくストレスの溜まるものでもあった．

当初フィリップがこの一連の治療を受けたとき，白血病が深刻な状態になるまで3カ月間もちこたえた．2度目はもっと短くなり，3度目以降は血液から病状が深刻であることがわかったが，それと同時に正常な血液細胞も復活していることもわかかった．フィリップはそれ以上の処置を断ったが，幹細胞レスキューと抗菌薬を併用したおかげで，1年近く寿命を延ばし，私と過ごすことができた．このことは私たち双方にとって，とても意義あることだった．

フィリップや強い抗がん剤治療を受けている人々のように，白血球が少なかったり欠損したりしていたり，免疫が低い患者は，救命治療として抗菌薬を静脈投与される．この治療には，隔離室で過ごすこと，徹底的に手を洗うこと，消毒，それにぞっとするような味の殺菌用洗口剤を使った徹底的な口腔ケアなどの感染因子の侵入を防ぐあらゆる措置がともなう．しかし，こうしたいずれの措置も，抗菌薬，抗真菌薬，抗ウイルス薬による感染予防と，感染してしまった場合の治療の双方を用いなければ，成果をもたらさない．私の母は，卵巣がん治療の際，抗菌薬に頼り，より強い治療に耐えた．

しかし，こうした薬のパワーも失われつつあるのかもしれない．その理由は私たちが抗生物質をはじめとする抗菌薬を，長きにわたって当たり前のように服用してきてしまったからである．私たちが抗菌薬の過剰摂取や間違った処方などで不適切な使い方をしてきた結果，病原体は耐性をもつようになり，いまや脅威となってきている．一方，それに対して，新薬の開発は間に合っていない．遠い先の脅威を話しているのではない．耐性菌のせいで，すでにヨーロッパ中で1年間に25,000人が死亡している．これは交通事故による死亡者数に匹敵する数である．

本書の意図は，こうした現に存在する破局的な可能性に対して読者の注意をひくことにある．2人の仲間，政策と研究の専門家であるジョナサン・グラント博士と感染症の臨床学者であるマイク・キャッチポール教授が私に協力してくれた．ジョナサンは公共政策を改善することを目的とした研究機関であるRAND Europeに勤めており，実績と信用のあるアドバイザーであり著名なアナリストである．マイクは感染症分野で国際的に認められている専門家で，私たちの健康を守り，増進させるための政府機関であるイングランド公衆衛生サービス（Public Health England）の感染症監視・制御センターの所長でもある．

続く章では，微生物に関する科学的な概要と「微生物がどのように人類の病気を引き起こすのか…？」について紹介したい．そしてさまざまな治療法を取り上げ，進化の法則の下で「そうした治療法に病原体がどのように適応し続けてきたのか…？」について述べる．しかし何よりも大事なこととして，人それぞれの衛生面での心がけから新薬の開発まで「私たちに何ができるのか…？」という点を説明する．

私たちの対応はグローバルで多層的でなければならない．われわれがともに創造的に取り組めば，この見過ごされがちではあるが増大しつつあり，気候変動や国際テロに匹敵する地球全体の脅威である薬剤耐性（Anti-Microbial Resistance：AMR）問題への解決策を見出すことができるであろう．

1. ヒトと微生物

——もしも生命がこれらの微細な物体の合成物のおかげだという考えが恐ろしいものであるとすれば，科学はこんな敵の前で常に無力というわけではないというところに慰めの希望がある…！

ルイ・パスツール
1878年にフランス科学学会（French Academy of Science）で読み上げられた文章より引用.

感染症はヒトの疾病の歴史を支配し，歴史そのものを支配したこともある．黒死病は14世紀に世界を席巻した．おそらく中国に起源を発し，流行のピークに至ったヨーロッパでは人口が30～60%も減少したと見積もられている．1918年には「スペイン風邪」とも呼ばれたインフルエンザの大流行によって，全世界的に少なくとも5千万人が死亡した．感染症はヒトや動物あるいは環境源（environmental source）から急速に拡大し，アウトブレイク（集団発生），エピデミック（流行），さらには地球を包囲するパンデミック（世界的流行）を引き起こしうることが感染症の脅威を特徴づけている．地球規模において，感染症は今も人類の疾病と死亡の主要原因である．特にアフリカや東南アジアなどの低所得国でのインパクトが大きいということもあるが，より豊かな国においても，医療に関連した感染症やC型肝炎やHIVのようなウイルス性疾患によりヒトの健康を蝕んでいる．

抗菌薬は，こうした疾病や障害，死の（依然として）重要な原因に立ち向かうための武器となる薬である．抗菌薬の発明と使用は20世紀後半を通じてヒトの健康に大きな影響を及ぼし，がん治療などの近代医学の進展に欠かせないものとなった．しかしながら今，私たちは，病気の原因たる感染症を打ち負かす途において岐路にさしかかっている．というのも，こうした有益な薬剤の使用が，これまで治療できていた病原体が耐性化してきただけでなく，抗菌薬の不適切な使い方そのものによって害を及ぼすことがわかってきたからである．

感染症は植物や動物，もしくは水や土壌といった無生物の環境に生息する微細な生物によりもたらされる．これらの微細な生物はウイルスやバクテリアから，真菌や原虫動物まで広がりがある（そして感染症は寄生虫のように，もっと大きな多細胞生物によっても引き起こされる）．こうした微生物の大半は小さすぎて肉眼ではみることができず，より高等な生命体としての複雑さは欠如しているものの，遺伝子情報やタンパク質ベースの構造や機能的要素を記号化するリボ核酸（RNA）やデオキシリボ核酸（DNA）といった生命の構成要素の多くを，ヒトや動物と共有している．こうした構成要素の共有が感染症の治療機会を狭めている．なぜなら治療に際しては対象となる微生物特有の構造や代謝を阻むことで，その微生物を死滅させなくてはならないが，同時に感染対象であるヒト（あるいは動物，魚，昆虫，植物など）の細胞に悪影響を及ぼしてはならないからである．

ヒトと微生物，特に細菌との関係は複雑である．細菌は感染症の原因ではあるが，われわれが通常の健康な個人としてもち歩いている莫大な数の細菌の大半は，主として腸内や皮膚といった通常あるべき場所に留まっている限り，無害なお客さん〔「共生（commensal）」〕であったり，あるいは宿主に有益だったりする．これらの共生細菌は食べ物の消化を助け，体が吸収できるビタミンBやKを生成することで，われわれの体を健康に保ってくれる．また，免疫システム形成の役割を果たしたり，疾患を引き起こす可能性のある有害な細菌と競合することで，有害な細菌の増殖を阻害してくれたりする．ヒトのバイオーム（biome）の一部として自然に発生する細菌の有用な働きは，プロバイオティクス（善玉菌）活性の根拠としてしばしば挙げられる．プロバイオティクスとは，生きた微生物であり，人の体内に自然にみられる微生物と同じであるか，または似通った微生物である．プロバイオティクスはダイエット・サプリメントやヨーグルト，坐薬などの製品にしばしば使われている．『*Clinical Infectious Diseases*』誌に掲載されたプロバイオティクスの臨床応用に関する2008年概要では，急性の抗菌薬関連下痢症への効果について有力なエビデンス（証拠）があり，アトピー性湿疹（幼児に最も頻繁にみられる皮膚疾患）の薬効についても実質的なエビデンスがあると結論づけた．膣内の共生細菌は，新生児が産道を通過する際に感染する恐れのある細菌の増殖を妨ぐ点でも重要である．

ヒトの体内や皮膚に存在する微生物の全貌を表す名称は「ヒト・マイクロバイオーム」である．ヒト・マイクロバイオームにおける微生物の数は人体を形成する細胞の数を10倍上回ると計算されており，ヒト1人においておよそ100兆個の微生物を保有していることになる．病気の原因となる微生物もあるが，ヒトと共生する多くの微生物は健康のために必要である．今やヒトの小腸内だけで，約1,000種類のさまざまな細菌があり，腸内細菌の総重量は 2 kg にもなりうると研究者は見積もっている．

それほどの量ではあっても，ヒト・マイクロバイオームは，地球上に生息するすべての微生物全体においてはほんの一部に過ぎない．地球上にはおよそ 5×10^{30} 個の細菌が存在し，地球上のすべての動植物と同等，あるいはそれ以上のバイオマス（生物量）を形成しており，動植物の 10 倍の栄養量を含有している．これら微生物のほとんどは土壌や外洋，海底に生息している．通常 1 g の土には 4,000 万個の細菌細胞が存在し，1 mL の淡水には 100 万個の細菌細胞が存在する．

細菌細胞〔あるいは個体群（population）〕が分裂し，拡散するのに要する時間は世代時間と呼ばれている．この時間は菌種や細菌が成長する環境によって相当な違いがある．地球上のあらゆる原核生物（核をもたないすべての細菌およびその他の有機体）の細胞複製率は 1 年間に 1.7×10^{30} 個と推定されている．このとてつもなく大きな個体群のサイズとそれぞれの個体の複製スピードによって，遺伝子の多様性の大いなるキャパシティがもたらされている．腸管に存在する大腸菌（*E.coli*）のような原核生物の世代時間は 12〜24 時間とされているが，実験室の最適な条件のもとでは 15〜20 分に短縮される，これに比べて，ヒトの世代時間は約 20〜30 年，つまり母親が第 1 子を出産する年齢である．

微生物と微生物病

微生物は，宿主への異なる作用や宿主の免疫の状態によって，さまざまな種類の疾患を引き起こす．疾患は，宿主細胞に微生物が直接作用して生ずる場合もあるし，微生物から発生する毒素によって生ずる場合もある．あるいは感染症に対する宿主自身の免疫反応によってもたらされる場合もある（**表 1**）．

微生物の構造や機能について理解することは，ヒト（やその他の動物）にどのように感染し，どのように疾患を引き起こすのかを理解し，どのように薬剤が開発され，微生物がもたらす疾患の治療に用いられるのか，を理解する際に非常に重要である．以下のセクションでは，抗菌薬を用いて疾患原因である感染症をどのように治療するのかを説明する前に，本書が焦点を当てる微生物の主なタイプについて簡単に説明する．

表 1　微生物がもたらす疾患作用のメカニズム

作用メカニズム	例
微生物の侵入による宿主細胞の死滅	・インフルエンザウイルスによって宿主の呼吸器系の細胞を死滅させ，流行性感冒（インフルエンザ）や肺炎を生じさせる ・ポリオウイルスによって宿主の中枢神経系の細胞を死滅させ，麻痺を生じさせる
微生物の毒性による宿主細胞の機能の阻害	・破傷風やボツリヌス菌は筋肉を動かす神経系を阻害する毒素により，疾患を生じさせる ・コレラ菌は腸細胞からの過剰な分泌を誘発する毒素を発生させる
宿主細胞の働きの変性	・ヒトパピローマウイルスは感染した宿主細胞においてがん抑制経路を阻害することでがんを生じさせる
宿主の免疫応答による発病	・結核やA型肝炎に対する宿主の免疫反応により細胞がダメージを受ける

ウイルスは微生物のうちで最も小さい生命体であり，タンパク質と，ときには脂肪分子（脂質として知られている）でできた外殻に包まれたDNAまたはRNAから成るゲノム（遺伝子記号）から，主として構成される比較的シンプルな構造を有している．いったん宿主細胞に入り込んだウイルスは，外壁が宿主細胞の細胞壁に付着し，外部環境からゲノムを保護しつつ，ゲノムが遺伝子記号を運び，ウイルスを複製・増殖させる．ウイルスには，細胞に感染する際にウイルスが増殖する最初の段階で必要とされる，他のタンパク質（酵素）も含まれている．一部のウイルスは与えられた環境，ときには比較的厳しい条件下で生き残るが，すべてのウイルスは感染した宿主の組織の生細胞内のみで，宿主細胞システムを使いながら自身の複製をつくることで増殖する．ウイルスが感染対象とした動物，または植物の細胞の「働き（machinery）」を使わなければ複製・増殖できないという事実は，「生命体とは，何ぞや？」という概念へのチャレンジであるのみならず，われわれが医薬品を用いる場合に，その作用対象を限定する．一方で，ウイルスには細胞を侵食し，再生し，自然淘汰の選択圧に応えることができるという重要な特徴があり，そうした基本的な行動を行うために限られた構造成分しか必要としないということは，逆に医薬品による治療において利用できる点でもある．

細菌は単細胞の微生物であって，そのサイズは一般的に，人体を形成する大半の細胞の大きさのおよそ10分の1である．細菌はDNAから成る染色体でできており，その他の細胞内物質と一緒に，脂質やタンパク質でつくられた膜で覆われている．細菌は，細菌内部に自由に浮かぶ（主たる細菌染色体とは分離された）たいてい小さなループ状のDNAであるプラスミドに遺伝子記号を含んでいる．また細菌には，疾病を引き起こしたり，敵対的な条件で生き残るために重要な遺伝子が含まれることもある．プラスミドは同種の細菌のあいだで，あるいは異なる種類の細菌どうしのあいだでも移動できるという点は重要である．細菌はウイルスと異なりさまざまな構造的・機能的成分を有していることがその生存と複製に寄与している一方で，これらの成分は抗菌薬のターゲットともなりうる．細菌の大半は糖とアミノ酸から成り，細胞膜の外側に存在する細胞壁を有しており，細菌を構造的に支え，保護している．そうした細胞壁は，ヒトやその他の動物にはみられないもので，多くの細菌の生存に不可欠である．細胞壁の詳細な構造の違いは抗菌薬の作用に影響する．細菌は，細胞壁を顕微鏡でみたときに特定の染料（グラム染色）にどのように反応するかによって大まかに分類される．例えば，グラム陽性菌は青く染まって，一般的な抗菌薬に対してさまざまな感受性を呈し，グラム陰性菌は対比染料に反応して赤く染まる．

真菌は動植物とは異なる（そしてウイルスや細菌とも異なる）と考えられる組織の大きな有機体群である．真菌にはキノコのような大きな構造のものから，水虫のようにヒトやその他の動植物に感染する微生物などの微細な構造のものもある．真菌は真菌壁の中に存在する別の核内にあるDNAで形成される染色体を有し，有性または無性の再生によって増殖する．真菌は，細菌と（そして植物とも）同様に細胞壁をもつが，その構成は細菌の細胞壁とは異なる．

抗菌薬と抗菌薬治療

感染症に対する最初の防御線は，ヒトの体がもつ微生物の侵入を阻む物理的なバリアである．皮膚や胃の中にある酸，そして肺への侵入物を防ぐ気道にある微細な毛髪のような組織がこれに該当する．

侵入してくる微生物の毒性がとりわけ強かったり，病気や怪我や治療で抵抗力が弱まり，これらの自然の防御力が破られた場合は，次の防御線が用意されている．多くの感染症，特にウイルス性の場合，体の化学的な防御システム，例えば，涙や唾液に含まれる細菌の細胞壁を攻撃するリゾチーム（lysozyme）によって効果的に防御される．また，微生物を攻撃し，免疫細胞を引き付ける血液中の特定のタンパク質（「補体」システム）によっても効果的に対処される．これらの免疫細胞は単に感染症から人体を守るのを助けるばかりでなく，同じ種類の微生物による将来の感染症に対して長期的な免疫をもたらす．しかし一定の条件では抗菌薬が必要となる．

微生物を殺したり，その成長を阻害したりする抗菌薬は，1940 年代にペニシリン（penicillin）が感染症治療薬として導入されて以来，感染症治療の主流となっている．この特効薬の発見が偶然の産物であったことは驚くべきことである．例えば，最近トーストを 1 枚食べようとキッチンに行って，食パンにたくさんの小さなけばけばしたカビの点々があることに気づいたのはいつだっただろうか？　2, 3 日家を留守にする前に，食パンや生鮮食品をご近所さんや友達にあげるのを忘れてしまったときなど，そのような経験をすることは誰にでもあるが，そうしたしくじりでノーベル賞がもらえるなんてことはまずない．だが，アレクサンダー・フレミングはこれでノーベル賞を受賞した．1881 年にスコットランドのエアシャーで生まれ，16 歳でロンドンに引っ越し，数年間事務仕事をして，相当の遺産を手に入れたあとに彼はセント・メアリー病院で医学を学ぶようになった．フレミングは医学部で同級生たちより 2〜3 歳年上で，かつ持ち前の鋭い知性のおかげもあり，学生に与えられる多くの賞を獲得した．フレミングは気難しく控えめであったが，多彩な能力を発揮した．すなわちフレミングはフリーメイソンのメンバーであり，チェルシー・アート・クラブのメンバーであり，ロンドン・スコットランド連隊の兵卒であり，セント・メアリー病院ライフル・クラブでは第一級の腕前だった．ライバル病院のライフル・チームに移ってしまうのではないかという懸念もあって，1906 年にフレミングにはセント・メアリー病院のワクチン接種部（inoculation department）の助手として職が与えられた．2〜3 年後に医師の資格を得て，ウェスト・ロンドンの救貧院と利潤のよい個人開業医の双方を通じて，性感染症を治療する「梅毒医」として評判を高めるようになった．しかし戦争の勃発により状況が変わった．1914 年 10 月，フレミングはワクチン接種部の同僚とともに，フランスのブローニュで創傷感染研究のため，軍の研究施設を立ち上げた．壊疽と破傷風の死亡者が，第一次大戦中の野戦病院の総死亡者数の約 10 分の 1 を占めていたのだ．フレミングはこれらの感染症の原因に関心をもち，その大半が兵士らの衣服から発生していることに気づいた．フレミングは当時の標準的な治療法であった殺菌消毒の効果を調べ，それが戦争で被った深い傷には，逆効果の可能性があることを発見した．傷から発生した細菌は本来人体に備わっている白血球（喰細胞）で攻撃することができるのに，殺菌剤が白血球を殺してしまい，逆に細菌を繁殖させてしまっていたのだ．

フレム（同僚は彼のことをこう呼んでいた）は 1919 年に復員し，創傷感染の有名な専門家としてセント・メアリー病院のワクチン接種部に復職した．次の 10 年にわたる彼の関心は主にリゾチームに向けられた．リゾチームは殺菌剤と似た作用をもつ自然の酵素であり，ある種の細菌から身を守ることができるもので，1921 年に彼が発見した．

1928年の夏，フレミングは妻のサラと4歳の息子ロバートと休暇に出かけた．1921年にバートン・ミルにある景色のよいサフォークの村にDhoonという別荘を購入し，休暇や週末のほとんどはそこで過ごしていた．9月の初めにロンドンの研究室に戻ったとき，フレミングはベンチに置いたままにしていたペトリ皿がかびているのをみつけた．彼は吹き出物のような皮膚感染症を引き起こすありふれた細菌である黄色ブドウ球菌（*Staphylococcus aureus*）の特性を調べていた．フレミングは実験室を整理したり掃除せずに休暇に出かけてしまうことがよくあって，カビが生える理想的な環境をつくり出していた．フレミングが不思議に思ったのはカビが生えたことではなく，そのカビが，培養していた細菌を殺してしまったようにみえたことだった．そのことに興味をもったフレミングはカビを調べ，それがペニシリウム（*Penicillium*）（19世紀初頭に初めて記述された自然に発生する一般的な真菌属）であることがわかった．「カビの汁」を精製し，ジフテリアや肺炎，髄膜炎などのよくある病気の原因となるいろいろな細菌に試す実験を行った．フレミングは偶発的な実験の結果を再現し，その抗菌物質を「ペニシリン」と呼び，その発見を1929年の『*Experimental Pathology*』誌に発表した．

世界最初のブロックバスター薬[*3]を発見したことを確信し，フレミングはその後の数年間をかけて，ペニシリンの抗細菌活性成分を精製して分離し，その医学的価値の証明を試みた．しかしフレミングは失敗し，2人のオックスフォード大学の化学者，エルンスト・チェインとハワード・フローリーが1930年代の終わりにこの挑戦に取り組んだときには，彼はこの試みを諦めた．当時彼らの興味は学術的なも

*3：従来の治療体系を覆すような画期的な効果をもつ医薬品のこと．

のでもあった．「ペニシリンが医薬品として実際に使用できるという可能性は，この研究に取り掛かったときのわれわれには全く思いもしなかった」とチェインは後年語っている．彼らはペニシリンを精製して分離し，少量のペニシリンをつくり出す方法の開発に成功した．1940 年の 5 月，8 匹の白色マウスに大量の連鎖球菌を投与し，薬品をテストした．4 匹は投薬しないコントロール群であり，残りの 4 匹にそれぞれ異なる量のペニシリンを投与した．コントロール群のマウスは 2〜3 時間のうちに死亡したが，ペニシリン投与群のマウスは生き残った．戦争がヨーロッパ各地で猛威を振るいはじめた頃，生き残った 4 匹はペニシリンの臨床応用の潜在的価値を示したのだった．動物実験に続く 1941 年，健康なボランティアへの毒性試験と一連の臨床試験に成功し，1942 年には，戦時協力の一環として，ペニシリンの商業的生産の調整を行う General Penicillin Committee が設立された．製薬会社のグラクソ社は 1942 年 12 月に英国にペニシリン製造工場を建設したが，英国企業であるグラクソ社にとってすでに携わっているその他の薬品製造との兼ね合いで，ペニシリン製造に力を注ぐことは困難であった．フローリーは米国政府を説き伏せ，製薬会社の設備に投資し，米国でペニシリンを大量生産することに成功した．1944 年には，ペニシリンはすべての傷病兵にルーティーンとして投与できるほどになり，よいニュースがほとんどなかった当時，元祖「特効薬（wonder drug）」とみなされた．「ペニシリンとさまざまな感染症に対する治療効果の発見」が認められて，フレミング，チェインとフローリーは 1945 年にノーベル生理学・医学賞を合同受賞した．

微生物に対する効果的な薬を説明する際に用いられる用語には，しばしば混乱がある．これの薬のすべてを総称した一般的な用語は，「抗菌薬」である（ただし，日常的には「抗生物質」という用語が使われることが多い).「抗生物質」という用語は1942年に初めて微生物が自然につくり出し，他の微生物の増殖を阻害したり，殺したりする物質を説明するのに使われた．これらの物質は微生物の抗菌成分の放出（菌の増殖を阻害したり菌そのものを殺したり）によって他の微生物に対する競争的優位性を与え，微生物を繁栄させる．科学的に厳格にいえば，人為的な化学合成によってその一部あるいは全部が製造され，感染症の治療に用いられる多くの薬は，微生物によってつくり出されたものではないため，抗生物質と呼ぶべきではない．感染症の薬物治療に関する用語は，こうした薬の大半はウイルスか細菌，または真菌（あるいはその他の感染症原因）のいずれかだけに有効であるかという事実だけで用いられる．このため，われわれが用いる異なる種類のクラスの薬のそれぞれを「抗ウイルス薬」とか,「抗菌薬」とか,「抗真菌薬」という用語で呼称している．

微生物による感染症の治療に用いられるすべての薬は，一般用語としては「抗菌薬」とし，細菌，ウイルス，または真菌によって生ずるそれぞれの感染症の治療に用いられる用語について述べる場合には，それぞれ「抗菌薬」「抗ウイルス薬」「抗真菌薬」と呼ぶこととする．こうしたグループ分けにおいて，抗菌薬は微生物への作用の仕方や効果によって，例えば，静菌性（bacteriostatic；細菌増殖を阻害するのみ）や殺菌性（bacteriocidal；細菌を殺すもの）とさらに分類される．異なるタイプのウイルス，細菌や真菌には異なるタイプの抗菌薬が作用し，同じタイプのウイルス，細菌や真菌でもそれぞれの株（strain）によって作用する薬も変わってくる．その理由は抗菌薬に耐性が生じるからである．いかなる薬と同様に，抗菌薬も負の作用（「副作用」といわれる）をもたらすことがあり，稀に深刻な状況をもたらすこともある．こうした理由から，あるいは適切でない薬の使用によって薬剤耐性が進んでしまうリスクがあるため，抗菌薬は感染症の治療に効果があると思われる場合のみに用いられることが重要である．つまり「どの感染症なのか」「どの抗菌薬がその感染症に効果的なのか」を知ることが重要である．

残念なことに感染症患者の疾患が「ウイルス由来なのか」「細菌由来なのか」，それとも「その他の微生物によるものなのか」を臨床検査をせずには確認できないことが多い．そのため多くの症例において，例えば，医師が患者の咽頭炎をみるとき，「抗菌薬治療が有効な細菌由来の感染なのかどうか」，ましてや「どのタイプの細菌感染であって」「どのタイプの抗菌薬が効果的なのか」を確実に判断することは不可能である．実際に患者がウイルス由来の感染症である場合，抗菌薬治療は何の効果もない．ウイルス性の咽頭炎で，現在使用する抗ウイルス薬は疾患の一般的な原因に対してほとんど効果がなく，抗ウイルス薬治療も有効でない．さらにいえば，こうしたウイルス性の咽頭炎はヒトの免疫システムによって自然に回復する．

抗菌薬治療においては，特にくり返し同じ抗菌薬を使用したり，スペクトラムが広い抗菌薬を用いると，病気を引き起こす有害な細菌を排除するのみならず，私たちの体内や体表に生息する常在菌の数も大幅に減らす．腸内に生息している常在菌の場合，抗菌薬の不適切な使用は，有害な細菌が腸内に定着してしまうことにつながる．実際，20世紀末から21世紀初頭にかけて，広域抗菌薬の使用は，クロストリジウム・ディフィシル（*Clostridium difficile*）腸炎と呼ばれる深刻な病態を引き起こす主な要因であると認識されている．われわれがみる限り，これは入院患者に悪影響を及ぼす感染症の原因の1つとなっており，英国においては，2011年の1年間に2,300人を超える死亡診断書において，クロストリジウム・ディフィシル腸炎が死因として記載されている．よいニュースは，病院における抗菌薬の厳格な使用管理と手洗いなどの感染対策を再度行った結果，この感染症の症例数や死亡者数が劇的に減少したことである．

新薬の開発における課題は，細菌の細胞構造や代謝プロセスに対して有効であるが，治療を受ける患者（ヒト）の細胞の構造や代謝プロセスに影響を及ぼさない物質を探し出すことにある．このため，今日，細菌感染症を治療するために使用されている多くの薬物は，細菌のほとんどに存在するがヒト細胞には存在しない細胞壁を標的としている．このような薬物の例として，本書の「付録：主なクラスの抗菌薬とその使用法」に記載されているペニシリンが含まれる．抗菌薬のこれ以外の標的としては，細菌の細胞膜，細菌のタンパク質産生，細菌の DNA 複製や転写（もしくはその両方）が含まれる．カルバペネムやテトラサイクリンなどのように，広範な細菌に対して効果のある抗菌薬があるが，一方で感受性グラム陽性菌のみを殺すのに有効なバンコマイシンなど，より狭いスペクラムの活性を有する抗菌薬もある．広範囲の酵素を不活性化するメトロニダゾールは，一定の範囲の細菌や原虫感染（例えば，アメーバ赤痢を引き起こす）に対しても効果がある．

今日の抗菌薬のほとんどは，天然化合物を人工的に合成加工したものである．これらには，例えば，ペニシリン（ペニシリンはもともと，ペニシリウム属真菌によって産生された化合物として同定）などがある．いくつかの抗菌性化合物は依然として生物から分離されている．これらの抗菌薬はアミノグリコシドと呼ばれ，重度感染症治療を受けている入院患者に対してのみ使用される．使用中，薬剤の血中濃度を注意深く監視する必要がある．血中濃度が高すぎると，聴力や腎機能に障害を与える可能性がある．一方，スルホンアミドなどの薬剤は，化学合成によってのみ製造される．

抗菌薬と同様に，抗ウイルス薬は可能な限り，ヒトの細胞成分や代謝プロセスとは異なるウイルス成分，もしくは代謝プロセスを標的としている．近年の抗ウイルス薬開発の主な焦点はHIV感染症に関するものであったが，最も初期の抗ウイルス薬はインフルエンザウイルス（アマンタジン）やヘルペスウイルス（アシクロビル）に対して開発されたものであった．抗ウイルス薬は，宿主細胞への侵入，ウイルスゲノムの複製，ゲノムが複製された後の新しいウイルスのアセンブリ（集めること），そしてウイルスの放出に関する重要なキーとなるステップを標的とする．例えば，インフルエンザウイルスが複製されるときはウイルスの遺伝コードが宿主細胞に挿入される必要があるが，抗インフルエンザ薬であるアマンタジンは，そのために必要なウイルスゲノムのコーティングを行う段階を阻害する．ヘルペスウイルス感染症の治療に使用されるアシクロビル，HIV感染症の治療に使用される多くの薬剤，B型肝炎の治療に使用されるラミブジンはすべて，宿主細胞の侵入後にウイルスの複製を阻害することによって作用する．インフルエンザの治療に使用される別の薬剤であるオセルタミビルは，複製された後の宿主細胞からのウイルスの放出を阻害することによって作用する．

分子レベルでは，真菌とヒト細胞とのあいだには，ヒト細胞とウイルスや細菌細胞とのあいだよりも大きな類似点がある．その結果，真菌感染症の治療においては，薬物の標的を個別化することはより困難であり，全身性抗真菌薬の使用には副作用がともなうことが一般的である．全身性真菌感染症の治療に使用される薬剤の多くは，ヒト細胞膜にみられるコレステロール成分ではなく，（菌類でみられる）エルゴステロールなどの細胞膜を標的とする．

2.　感染症の栄枯盛衰

――やがてペニシリンがお店で誰にでも買えるときが来るかもしれません．そのとき，無知な人が安易に過小な服用を行い，菌を殺すに至らない量の薬を微生物に曝露させることによって，菌を耐性化させる恐れがでてくるかもしれません．ここで架空の事例をお示しします．X 氏には咽頭炎があります．彼はいくばくかのペニシリンを購入し，自分で使用しましたが，その量は連鎖球菌を殺すのには十分ではなく，ペニシリンへの耐性を獲得させるのには十分でした．その後，彼は妻にその病気をうつしました．X 夫人は肺炎になり，ペニシリンで治療を受けました．しかし，その連鎖球菌はペニシリンに耐性があったため，治療は失敗し，X 夫人は亡くなりました．X 夫人の死の責任は誰にあるのでしょうか？

アレクサンダー・フレミング卿
ノーベル賞受賞講演 1945 年

幸運な偶然から世界的なブロックバスターへ

1928 年にアレクサンダー・フレミング卿がペニシリンを偶然発見

してから，1943年に大量生産されるまでに，16年が経過した．ハワード・フローリー卿とエルンスト・チェーン卿が利用可能な薬に変えたことで，第2次世界大戦では，ペニシリンは多くの命を救うこととなった．しかしそれは，この奇跡の薬を大量生産することを可能にした米国の製薬会社の専門技術によるものであった．彼らは，pHと空気を無菌状態で管理するコーンスティープリカー*4，乳糖，塩類，ミネラルの好気性混合物の中で，抗菌薬を大量に造成する深層タンク発酵法として知られる技術を用いて，大量のペニシリン製造に成功した．これらの製造技術の革新により，ペニシリンの製造量は，1943年の210億オックスフォード単位から1945年には6兆8,000億オックスフォード単位に飛躍的に増加した（オックスフォード単位は，標準培養基で，直径1インチの空間で黄色ブドウ球菌の増殖を阻止するペニシリンの最小量であり，0.606マイクログラムの結晶化合物に相当する．今日では，感受性グラム陽性菌によって引き起こされる咽頭や皮膚の感染症を有する成人へのベンジルペニシリンの典型的な投与量は1日あたり400万〜800万単位である）．米国政府は1945年にはすべてのペニシリンに関する規制を撤廃し，1年後には英国で初めての処方薬として一般人が利用できるようになった．

現在，3,500万処方以上の抗菌薬が，毎年英国のイングランド地方の家庭医によって処方されており，これは1世帯あたり年に1回以上処方されていることになる．多くの手術で遵守される標準予防策の一環として，手術前の抗菌薬の予防投与が行われ，毎日何百万処方もの抗菌薬が病院で使用されている．しかし，ほかの欧州諸国と比較した

*4：とうもろこしからコーンスターチ（でんぷん）をつくる際に得られる可溶成分を濃縮したもの．

場合，英国は抗菌薬の主たる消費者ではない．欧州抗菌薬消費量サーベイランスは，比較可能かつ信頼性のある抗菌薬使用に関するデータを収集する国際的なネットワークである．このサーベイランスでは，1,000 人あたりの抗菌薬の「1 日あたりの投与量（defined daily dose；DDD）」を推定している．DDD は各国間での比較検討が可能な国際的に認められた統計単位である．個々の患者や患者群における実際の投与量は，DDD とは異なることが多い．入手可能な最新データでは，2009 年の英国における外来での抗菌薬消費量の人口 1,000 人あたりの DDD は 17 であり，これは概ね欧州の平均値であった．対照的に，ギリシャにおける DDD はその 2 倍近い 38 であった．キプロス，フランス，イタリア，ルクセンブルグ，ベルギーではいずれも人口 1,000 人あたりの抗菌薬消費量が比較的高かった．処方の現場で，これらの大きな差異が生じる理由の 1 つは，薬剤師から抗菌薬が入手できるということである．資格を有する医師や薬剤師による処方を必要として，抗菌薬の入手を厳格に管理している英国とは対照的に，一部の国では店頭で購入可能としている（英国での唯一の例外は，検査室で確定されたクラミジア感染症に対し，薬剤師がアジスロマイシンの単回処方を行えることと，マラリアに対する予防薬として使用される 2 つの抗菌薬が店頭で入手可能なことである）．

スペインのカタルーニャの研究者は，200 近くの薬局に咽頭痛，急性気管支炎ないし尿路感染症を装った 2 名の疑似患者を訪問させる実験を行った．症状にもよるが，咽頭炎の約 17% から尿路感染症の 80% まで，ほぼ半分の症例で処方箋なしに薬局で抗菌薬が販売された．別の英国の調査では，6% 近くの世帯において以前に処方された抗菌薬を使わずに，薬箱に保管していることが明らかになった．これらの世帯の半分は，将来の病気に備えて抗菌薬を保管していた．この結果は，人々が処方内容を最後まで守らず，そして，不完全な処方で自ら治療しようとしていることを示唆している．そのことは薬剤耐性微生物の増殖と感染リスクを増加させるため，二重の意味で厄介である．

しかし，抗菌薬の使用と誤用はヒトに限られたものではない．世界的には，ウシ，ヒツジ，ニワトリ，ブタなどの飼育動物には，常に多くの抗菌薬が与えられている．ヒトと同様に，病気の動物は薬剤で治療されるが，集約的に飼育される場合などリスクの高い動物では予防的にも使用されている．英国では，2010 年に動物用に合計 447 トンの抗菌薬が販売され，その 87%が食品生産用の産業動物における感染予防と治療のために購入されていた．さらに議論があるところではあるが，抗菌薬は，ときに抗菌薬を使うことによる副次的な効果として，飼育動物を肥育させるために使用される．抗菌薬は，例えば，果実に吹き付けるなど，農業や，さらには船舶，オイルパイプやその他の工業用の抗真菌塗料としても慣用されている．

感染症の衰勢

2011 年には，世界人口 69 億人のうち 5,500 万人が死亡した．その 5 分の 1 にあたる約 1 千万人は感染症による死亡であり，低・中所得国では 950 万人，高所得国では 50 万人が死亡していた．言い換えると，英国などの高所得国では全死亡者の約 7%が感染症による死因だが，低所得国では 40%が感染症の結果であった．これらの推定に病気の影響を含めると，感染症は世界の疾病負荷の約 4 分の 1 を占め，2010 年には 5 億 6,400 万障害調整生命年が失われていた．障害調整生命年（disability-adjusted life years；DALY）とは，早期死亡により失われた時間と，病気によって失われた健康な人生の時間を組み合わせた総合的な尺度である．高所得国では，感染症による負担は比較的低く，全 DALY の 20 分の 1 未満であるが，これとは対照的に低所得国（特にサハラ以南のアフリカ）では，DALY の少なくとも 3 分の 1 を感染症が占めている．

過去 100 年間に，多くの高所得国で死亡率の大幅な改善を経験してきた．この間，平均寿命は急速に伸びてきた．例えば，英国における平均寿命は，1900 年には 50 歳を下回っていたが，1950 年には 68 歳になり，2010 年には 80 歳になった．**図 1** に示すように，人口 100 万人あたりの死亡率は，1901 年の 16, 958 人から 1971 年の約 5, 384 人へと 3 分の 1 に減少した（これらの数字は性・年齢で標準化されて

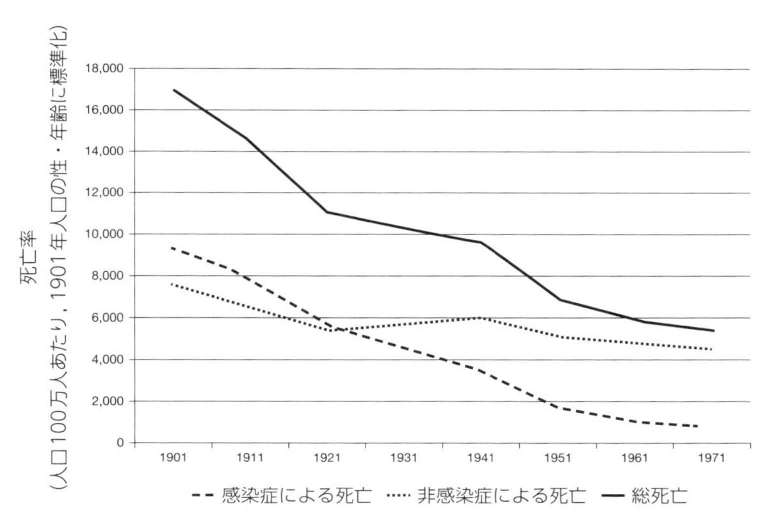

図 1　死因別年齢標準化死亡率，イングランドおよびウェールズ，1901～1971 年（出典：McKeown 他，1975 年）

いるため，人口の年齢構成の変化によって歪められてはいない）．死亡率の減少の4分の3は感染症の減少によるものであり，感染症による人口100万人あたりの死亡率は，1901年から1971年にかけて9,346人から1,111人へと，9分の1に減少した．

死因別にみると，統計はより劇的に変化している．1930年代初期の産褥熱（出産後の感染）による死亡者数は，厳格な衛生的予防措置にもかかわらず，出生100万人あたり1,000〜1,200人であったが，1930年代のスルホンアミド剤の導入に続く，1940年代のペニシリンの登場の10年のあいだに，この値はほぼゼロにまで低下した．同様に，20世紀には梅毒による死亡はほぼなくなった．死亡率は抗菌薬の導入と同時に減少したが，この公衆衛生の向上のすべてまたはその多くが，この特効薬に帰するとすることは間違いである．ほぼ例外なく，第二次世界大戦後の一般人への抗菌薬の導入よりも前に，20世紀初頭に感染症という最大の殺し屋による死亡者が減少しはじめた．1931年以前には，感染症の減少の半数以上が終わっていた．死亡率の減少は，主に栄養の向上，衛生状態の改善，住宅過密の緩和の影響を受けたものであり，これらはすべて感染症伝播の予防と軽減に寄与した．

不衛生，過密，栄養失調といったこれらの幅広い環境要因による影響は，低所得国や中所得国において，感染症が依然として死亡や病気の主因であることを部分的に説明している．低所得国では平均寿命は約60歳である．現在，肺炎と下痢症は5歳未満の子どもの死因の3分の1を占め，アフリカや東南アジアで最も負荷が大きくなっている．しかし，世界の貧しい国々の感染症が制御されはじめているというかすかな希望も存在する．例えば，麻疹に対する小児期の予防接種は増加している．1990年には，世界では全児童の約4分の3が予防接種を受け，2009 年までには低所得国における予防接種のカバー率は 83%となり，低所得国では増加し続けている．同様に，2000 年以降，多くの国でマラリアの患者数は減少を記録し続けている．世界的に，マラリアの推定死亡者数は，2000 年の約 100 万人から 2009 年の 78 万人に減少した．同じ期間にアフリカでは，マラリアの患者数やマラリアによる入院や死亡のいずれもが 50%以上減少した．しかし世界各国の HIV 感染者数は増加を続けており，2009 年には推定 3, 330 万人に達し，1999 年に比べて 23%増加した．しかしながら，世界的な HIV 感染症の流行は全体としては落ちつきつつあり，2009 年の新規の HIV 感染の推定数は 1999 年に比べると 19%減少した．HIV 感染症の増加は，相当程度は抗レトロウイルス療法（ART）による余命延長効果によるものである．世界保健機関（WHO）によると，2009 年 12 月現在，低所得国や中所得国では 500 万人以上の人々が抗レトロウイルス療法を受けていたが，受療率はいまだに低く，HIV 感染者のわずか 3 分の 1 しかこの治療を受けていなかった．

3 世代以上にわたり，欧州と北米では，死亡率の驚異的で前例のない減少を経験してきた．世界のより貧しい地域においてもこの人口転換を経験しはじめているが，依然として許容できないほど多くの防ぎうる死亡や病気が存在する．世界の豊かな国々の死亡率の減少と貧しい国で続く不平等の原因は，経済発展と現代医療へのアクセスの結果によるものである．われわれは感染症との闘いに打ち勝つ手段をもっている．残念なことに，これらの感染症に打ち勝つ手段を今後とも維持できるかどうかはおぼつかない．これまで感染症との闘いに有効だった抗菌薬がますます効かなくなってきているからである．

耐性病原体の隆盛

黄色ブドウ球菌（*Staphylococcus aureus*），フレミングがペニシリンを発見したときに調べていたこの細菌は，1950年代にはペニシリンに耐性化した．黄色ブドウ球菌は，皮膚感染症，呼吸器疾患，食中毒の一般的な原因である．ペニシリン耐性黄色ブドウ球菌に対処するため，1960年代には新しいクラスの抗菌薬であるメチシリンが開発された．メチシリン耐性黄色ブドウ球菌（MRSA）はすぐに出現し，1990年代になり，院内で感染した有名な事例で注目され，ニュースとなった．

細菌は，その遺伝物質を分化させる異なる方法を見境なくいくつも編み出し，薬剤耐性株を容易かつすばやく進化させる．最も一般的な方法は，母親から娘に遺伝子を渡すことである．第2に，細菌は主な染色体DNAとは別に存在し，薬剤耐性の遺伝コードを含みうるプラスミドDNAの形で遺伝物質を交換することができる．プラスミドは，分裂による細菌の複製の過程を通して「垂直」に「娘」細菌へと交換されるだけではなく，ほかの細菌と接触することを通して「水平」に交換されることもある．重要なことは，この交換が，同じ細菌種のあいだだけではなく，異なる細菌種のあいだでも起こりうることである．このようにして，ヒトの腸で通常の共生生物としてみられる菌株を含め，1つの菌株によって発生または獲得された耐性は，重篤な疾患を引き起こしうる菌株や菌種を含むほかの菌株や菌種に広げられる（場合によっては，プラスミドDNAは細菌の主な染色体DNAに組み込むことができる）．第3に，細菌は，形質転換と呼ばれる過程でその環境から外来性DNAを取り込むことや，バクテリオファージと呼ばれるウイルスの一形態に感染した結果として，薬剤耐性遺伝子などの新たな遺伝物質を獲得し，染色体に外来性DNAを導入することができる．

薬剤耐性遺伝子は，広範な5種類の機序のいずれかを通して，その効果を発揮する．(1) 細菌はその細胞内の標的に薬剤が到達する前に薬剤を不活性化することができる．(2) 細胞の外層を不透過性にして，薬剤が流入することを防ぐことができる．(3) 薬物が流入してもその後再び汲み出すことができる（「流出」）．(4) 抗菌薬によって標的が認識されないように改変することができる．(5) 抗菌薬の標的を不必要にする代わりの代謝経路を獲得することができる（「迂回」）．細菌には数百の抵抗性が知られているが，事実上すべての抵抗性は，これらの5種類の機序の1つに分類することができる．

現在，細菌（例えば，黄色ブドウ球菌），ウイルス（HIVやB型肝炎），真菌や寄生虫（マラリア）などのすべての種類の微生物で薬剤耐性株の事例が存在している．病院やその他の医療現場では薬剤耐性は特に脅威となる．これは，医療現場では抗菌薬の使用が必然的に多く，患者から患者への感染が容易なためである．欧州連合では，毎年，約400万人の患者が医療関連感染症を呈していると推定されている．薬物耐性菌は年間約25,000人の死亡の原因となり，これは欧州における医療関連費用や生産性の損失として年間1.5億ユーロにものぼる．2011年の英国のイングランド地方では1,185例のMRSAが報告されており，過去最大であった8年前の7,700例から減少した．この成功は，報告の義務化，感染の減少の目標設定，感染病棟の「徹底洗浄」などの院内感染管理の改善に対する公的・政治的な働きかけによるところが大きい．

恐らくMRSAに真剣に取り組みはじめると，大腸菌（*E.coli*）などの新たな課題が現れてくる．大腸菌は腸の下部で数多くみられる細菌であり，通常無害であるが，ある種のものは重篤な食中毒を引き起こす可能性があり，欧州の病院では血流感染の原因として頻度が最も高くなっている．2011 年の英国では，10 万件を超える血流感染が保健庁（Health Protection Agency）に報告された．黄色ブドウ球菌が 11%（うち 1.6% は MRSA によるものであった）を占めていたのに対して，大腸菌のみで約 36% を占めた．最近の欧州のデータでは，敗血症患者の死亡の 15% は薬剤感受性大腸菌によるものであったのに対して，30% は多剤耐性大腸菌によるものであることが示されている．

しかし，医療関連感染は豊かな国の問題というわけではない．WHO の最近の分析では，医療関連感染は先進国よりも資源の限られた環境では頻繁に発生していることが判明している．入院患者 100 人あたり，高所得国では約 7 人が感染するのに対して，開発途上国では約 10 人が感染する．手術を受けた患者の約 3 分の 1 が手術後に感染するが，これは先進国の 9 倍である．開発途上国の医療施設では，耐性病原体の伝播に最適な環境が提供されている．ダーウィンの自然選択説と患者から患者への伝播という先進国で明らかになっている要因に加えて，利用可能な抗菌薬の範囲が限られており，この薬剤不足が過少投与につながっている可能性がある．

薬剤耐性は医療現場で現在深刻な課題であるが，これは氷山の一角に過ぎない．われわれは市中感染における耐性を目の当たりにしはじめている．肺炎球菌（*Streptococcus pneumoniae*）は，肺炎，髄膜炎，中耳炎および副鼻腔炎など，幅広い疾患を引き起こすありふれた市中細菌の 1 つである．米国では，肺炎球菌分離株の約 15% がペニシリン耐性である．オランダやドイツなどの伝統的に抗菌薬の使用に保守的な国では耐性率は低く，フランスやギリシャなどの抗菌薬の使用に寛大な国では耐性率は高い．スペインでは耐性率が45%と報告されている．

フルオロキノロンは，細菌性胃腸炎や尿路感染症などの多くのありふれた感染症に使用される抗菌薬の一種である．感染性胃腸炎の原因の1つであるカンピロバクターにおけるフルオロキノロン耐性が，治療失敗例を含め，世界中で報告されている．例えば，オランダでは，ヒトの糞便の検査で，12カ月のあいだに約10%から30%へと3倍に増加したことが報告されている．若い女性の尿路感染症例の80%以上が大腸菌による感染であり，いくつかの研究では第一選択薬であるフルオロキノロンへの耐性が報告されている．

海外旅行の増加は，ある国で耐性菌に感染した個人が，極めて速くほかの国に感染症を広める可能性を意味している．幅広い抗菌薬を阻害する特定のクラス（メタロβラクタマーゼとして知られる）の薬剤耐性菌が国際的に拡散した場合，酵素の名前は，最初に同定された地名にちなんで名づけられるという慣習がある．これらの酵素は強力なカルバペネムに対しても耐性を与える．カルバペネムは肺炎桿菌（*Klebsiella pneumoniae*）や大腸菌などの細菌の多剤耐性株に対する最後の有効な対抗策の1つである，こうした酵素は，それらの細菌の産生を可能にする遺伝子がプラスミド上に含まれているため，異なる種類の細菌間でも広がることができる．最近同定されたこの種の耐性の形態には，ニューデリーメタロβラクタマーゼ（New-Delhi metallo beta-lactamase；NDM-1），サンパウロメタロβラクタマーゼ（Sao Paulo metallo beta-lactamase；SPM）やヴェローナイミペネマーゼ（Verona Imipenemase；VIM）などがある．NDM-1耐性が最初に同定された英国の患者は，ニューデリーへの旅行を通じて耐性株に感染し，ニューデリーで入院し，最初に症状を呈した．2007年にはすでにインドでNDM-1耐性が広がっていたといういくつかの証拠がある．今日では，NDM酵素はオーストラリア，米国，オランダ，フランス，スウェーデン，カナダでも報告されているが，ほとんどの患者はインド亜大陸の病院での接触歴を有していた．

疾患の原因の微生物に対して有効ではない薬剤を使用したり，患者が投与を完遂しなかったり中断するなど，抗菌薬の不適切な使用や最適ではない使用は，耐性菌の発生を促進する可能性がある．同様に，低用量の抗菌薬などの偽造医薬品もまた耐性化の主な原因である．抗菌薬が特定の細菌に対して有効でなかったり，細菌を殺したり細菌の増殖を防ぐことのできない水準である場合，これらの細菌は増殖し続け，各細胞分裂で起こりうるランダム突然変異によって細菌を耐性化し，その結果，抗菌薬がまだ患者の組織内に存在するあいだに，それらの特定の細菌が他の細菌よりも速く増殖する可能性が出てくる．

細胞分裂ごとに遺伝情報に突然変異を生じる機会を提供することから，細菌における増殖率が速いことは，薬剤耐性の獲得の速度に大きく寄与する．その結果，抗菌薬に対する耐性の獲得がもたらされる可能性がある．そのような突然変異が生じると，抗菌薬に曝露された場合，耐性が生じた細菌群は，競争するうえで大きな利点を得ることになる．それらは，感受性菌株から即座に置き換わり，細菌集団全体の中で優勢となる．これはダーウィンの進化論に述べられている，集団における「最適な」者の自然選択の古典的な例である．

抗菌薬をくり返し使うことは，われわれの周りに存在する多くの無害な細菌の一部において，ランダム突然変異の結果として，耐性化する機会を増やすことにもなる．このように一度耐性化が生じると，これらの抗菌薬の反復使用が，その抗菌薬の感受性菌に比べて耐性菌の生存に有利となる選択圧を生じさせる．抗菌薬治療をくり返し行うことは，耐性化を与える遺伝子を有するプラスミドをすでに有する共生微生物（体内に生息する「常在菌」）を，繁殖させるかもしれない．抗菌薬の反復使用による選択圧によって，これらの耐性株はヒトが有する微生物叢で支配的になり，重大な脅威となる．この脅威は，例えば，手術や重傷を負った後など，身体の正常な微生物の拡散に対する障壁が破られたときに，疾病が生じうる身体の一部にこれらの細菌が広がることによって現実化する．他方，耐性菌の増殖は，疾病（例えば，特定のがんや糖尿病）や医療行為（例えば，高用量のステロイド）の結果として身体の正常な免疫力が低下した場合や，プラスミドの交換を通して耐性がより有害な細菌に渡された場合にも生じることがある．

このことがヒトの健康にもたらす帰結は，特に疾病の形態が咳や下痢などの症状を引き起こす場合，治療を受けている人の感染症が持続するだけでなく，耐性感染症の発症リスクを他者にも及ぼすことにもつながる．細菌は平均すると12〜24時間の世代時間を有しており，7日間の抗菌薬治療の開始時に存在するすべての細菌の1つひとつに潜在的に16,000もの変異事象を生じさせる可能性がある．すでに耐性がある場合は，その治療の過程で16,000もの耐性化した「子孫」を生じさせる可能性がある．この多くの細菌は，患者が下痢のような症状を有する場合，症状を引き起こす微生物が体外に流出することによって，他者に重大な脅威を与える．

畜産やほかの非ヒト用の用途で使用される抗菌薬の多くもまた，ヒトと動物の双方に共通して細菌における耐性化を促進させる．動物にみられる細菌は，宿主の動物に重大な病気を生じない細菌が，ヒトに疾病を生じさせることがある．例としては，サルモネラ菌やヒトで重篤な下血や腎不全を生じさせる大腸菌属（ベロ毒素産生大腸菌）が挙げられる．動物の感染症の治療のためや「成長促進剤」として抗菌薬を使用することは，ヒトに伝播しうるこれらの動物に存在する細菌の耐性化につながる可能性がある．

動物に感染症を生じさせる耐性菌の増加と，ヒトの感染症の原因としてのそれらの菌株の出現とのあいだには，明確な関連がある．MRSAの発見が一般集団では5%以下であったのに対して，ウマの獣医師では10%，小規模動物病院では18%であったことを示した研究など，動物への職業性曝露は，皮膚や体のほかの部分にMRSAを有するリスクの増加と関係するというエビデンス（証拠）が存在する．イヌやネコはMRSAを保有できるが，英国ではイヌやネコで同定されたMRSA株の大部分が通常ヒトの感染症に関連することも知られている．このことは，飼い主がMRSA関連疾患を有することが判明したとき，飼い主と同時に愛玩動物を治療すべきか否かという課題を提起している．

オランダでは，動物とヒトとのあいだで細菌の耐性が関連することについての，さらなるエビデンスが生まれている．2003年にオランダでブタから新たにMRSA株（ST398）が発見されて以来，オランダ当局はブタやウシと密接に接触している者のスクリーニングを実施し，これを通して，特に農業従事者などのブタやウシと緊密に接触している従業員において，ブタ関連MRSA株の保有水準が，2003～2007年前半のあいだに，0%から33%に上昇したことが判明した．英国では，家畜とは明らかに接触していない非常に少ない散発的な孤発症例を除いて，ブタ関連株にはいまだに遭遇していない．

気になるところでは，耐性化の脅威は，ヒトや動物への抗菌薬使用のみによってもたらされるものではないことである．欧州疾病予防管理センター（European Centre for Disease Prevention and Control；

ECDC）は，作物や貯蔵された穀物にカビが発生することを防ぐために抗真菌薬を使用していることと，ヒトに深刻な感染症を生じさせる真菌（アスペルギルス）において，特定の形態の薬剤耐性が増加していることとのあいだに関連がある可能性の脅威に焦点をあてた評価書を最近公表した．欧州では，アゾール系殺菌剤は，疾病から作物を保護し，収穫量を確保し，例えば穀物や大豆などの，農作物への真菌汚染を防ぐために広く使用されている．ヒトでの真菌株における耐性が植物に由来するという明確なエビデンスはないが，ECDC の報告書は「アレルギーや喘息の頻度の増加，人口の高齢化と付随するがんとその治療の増加，移植の適応拡大を考えると，アスペルギルス症を発症リスクのある患者数は著しく増加しているようにみえる．脅威は明らかであるが，現時点では，関係する危険の程度について，学識に基づいた推測を提供することがせいぜいである．報告書では，確実な根拠が求められる」と結論づけている．

しかしながら，薬剤耐性の世界的な脅威の徴候を示す結核（TB）のような古典的な疾病が西洋で再興している．多くの先進国と同様に，英国では結核は 18 世紀から 19 世紀を通じて罹患と死亡の主要原因であり，20 世紀になり，1980 年代後半までは減少していた．それ以降，結核は増加している．英国では，2000～2011 年のあいだに，86,000 人以上の人々が結核と診断された．大多数の症例は，英国内の恵まれない貧困地域で発生しており，南アジアやサハラ以南のアフリカからの移住者で最も発症者が大きかった．結核は，一般的には抗菌薬を組み合わせた 6 カ月間の処方で治療される．治療の長さと薬剤の組み合わせのために，治療が完了しないことが比較的多い．残念なことに，治療に使用される抗菌薬に耐性を獲得した結核菌が現在世界的に拡散しており，薬剤感受性結核と同様にヒトからヒトへと広がっている．言い換えると，抗菌薬が効かないのだ．英国では，多剤耐性（multi-drug resistance）の結核の症例が 2000 年の 30 症例から 2011 年には 80 症例以上に増加し，現在までに 24 症例の超多剤耐性（extensive drug resistance）結核が認められている．結核の多剤耐性株は，最も強力な 4 種類の抗結核薬のうち，イソニアジドとリファンピシンの 2 種類に抵抗がある．フルオロキノロン（例えば，オフロキサシンやモキシフロキサシン）や 3 つの注射可能な第二選択薬（アミカシン，カプレオマイシン，カナマイシン）のうちの少なくとも 1 つにも耐性がある場合に，超多剤耐性結核と呼ぶ．結核の多剤耐性株や超多剤耐性株では，通常の（薬剤感受性の）株よりも治療に時間がかかり，薬剤感受性結核に使われる第一選択薬よりも，高価で副作用の多い第二選択抗結核薬を使用する必要がある．

多剤耐性結核や超多剤耐性結核の増加は世界的な課題である．世界中で，2010 年には 100 万人以上が結核で死亡した．世界における多剤耐性結核の発生は 2007 年には約 50 万人と推定されており，新規症例 20 例のうちの約 1 例を占めている．これまでのところ，超多剤耐性結核は稀である．確認は困難ではあるが，WHO は薬剤耐性結核の症例の約 10% が超多剤耐性結核と推定している．薬剤耐性結核の症例の約 60% がブラジル，中国，インド，ロシア連邦，南アフリカで発生している．ニューヨーク市では，1978～1992 年のあいだに結核患者の数がほぼ 3 倍になり，結核菌の薬剤耐性分離の割合は 2 倍になった．多剤耐性結核の患者の約半数は，主に医療従事者が患者の内服を監視する直視観察下療法によって治療に成功している．

3. 抗菌薬を再び機能させる

――1人ひとりの取り組みが本当に物事を動かしうるのか…，懐疑的になり無力感を感じることはしばしばあるだろう．しかし1人ひとりが取り組みに対して責任をもつことこそが，危機を解決する唯一の方策なのだ．自他ともに学びあい，1人ひとりが自らの責任を果たすことが，目にみえる変化につながるのだ．

アル・ゴア（米国元副大統領）
『不都合な真実』より，2006年

薬剤耐性は多くの点で気候変動と似ている．われわれは自身の成功の犠牲者であること，科学は複雑だが説得力があること，国際政治は公平性をともなうこと，無力感はあるが，重要なのは，われわれは今すぐできることがあるし，またしなければならないということである．

われわれの行動を変える

「小さな一歩」からはじめてみよう．第一の予防策は，感染症の拡大を制御することである．最も単純なものとして，手洗いの改善がある．石鹸と水での適切な手洗いは，感染症の拡大を抑え，あなた，家族，そして周囲の人たちを感染症から守るためにできる単純で最も重要なことである．病原菌が広がる最も一般的な方法は，手を介するものである．われわれの指先から肘のあいだには，200〜1,000 万個の細菌が付着している．ご存知のとおり，これらの病原菌のほとんどは無害であるが，重大な感染症を引き起こすものもある．サルモネラ症，メチシリン耐性黄色ブドウ球菌（MRSA）による膿痂疹など，特に子どもや高齢者にとって，生命を脅かす感染症を引き起こすような病原菌を気づかずに運んでいる可能性がある．トイレに行った後，20 人に 1 人しか，感染性の病原菌を全滅させるのに十分と思われる時間，手を洗っていないことを想像するとぞっとする．これは，米国ミシガン州立大学の研究者が最近，バーやレストラン，その他の公共施設で 3,700 人以上の人々が手を洗うところを観察して得た数字である．彼らはまた，10％の人が手を洗わず，3 分の 1 の人が石鹸を使っていなかったことも確認している．病原菌を全滅させるためには，石鹸と水で 15〜20 秒のしっかりとした手洗いが必要である．これは，およそ「ハッピーバースデートゥーユー」の歌を 2 回歌う長さである．

第二の予防策は，ウイルス感染時に，抗微生物薬，特に抗生物質を医師に求めないことである．困ったことに，ヨーロッパでは 2 人に 1 人が，ペニシリンなどの抗菌薬が風邪やインフルエンザに対して効果があると信じている．だが，効果はないのである．米国における同様の調査でも，ヨーロッパと同レベルの誤解があることが明らかになっている．われわれは，抗菌薬を取り巻くこれらの誤解に取り組む必要がある．米国疾病予防管理センター（CDC）は，健康成人や幼い子どもの両親による抗菌薬の要求を減らす目的で，1995年以来，毎年キャンペーン「Get Smart：Know When Antibiotics Work（抗生物質を正しく使おう）」を実施している．同様に，ヨーロッパの公衆環境衛生擁護団体は，抗菌薬の使用と誤用を減らすためのキャンペーンを成功させている．フランスでは，2002年以来キャンペーン「*Antibiotiques, c'est pas automatique*（抗菌薬は万能ではない）」を実施し，医師や市民を対象として，広告，インターネットキャンペーン，ツアー展示会などを行っている．その結果，2002〜2007年のあいだに抗菌薬の処方数が約4分の1に減少し，中でも子どもにおける使用数が最も減ったのである．「e-Bug」は，ヨーロッパにおけるインターネットを使ったキャンペーンであり，抗菌薬の適正使用や，不適切な抗菌薬の使用が地域社会における薬剤耐性にどんな悪影響を及ぼしうるかなど，微生物学，衛生学，病気の蔓延や治療および予防について，すべての年齢の子どもたちに教育することを目的としている．ウェブサイトには，細菌を全滅させるために抗菌薬を集めることで勝利するが，ウイルスに対して抗菌薬を使用すると負けるといった内容の「Body Busters」など，いくつかの教育用ゲームがある．

薬剤耐性の脅威は，多くの科学者，医師，医療従事者にはよく知られている．しかし，まだ一般的な認識になっていないか，社会全体として意味のある行動に変換することができていないのである．われわれが薬剤耐性の脅威を真剣に受け止めない理由の1つは，現在の損失見積もりが比較的低く，将来の損失が高くなる可能性はあるものの，予測するのが難しいことである．つまり，薬剤耐性が明日の問題とみなされている．しかし，『*British Medical Journal*（英国医師会雑誌）』の最近のレビューでは，現在の薬剤耐性の損失見積りが正確ではなく，将来の損失が大幅に過小評価されている可能性があると主張している．ほとんどの研究は，有効な抗菌薬がない世界を考慮して調査されていなかったのである．薬剤耐性の推定損失額が最も高かった（米国で年間550億ドル）研究ですら，薬剤耐性が医療サービスへもたらすコストと生産性の低下という損失のみしか計算していない．抗菌薬を使用するという明らかに安価な行為は，今日，すぐにわれわれに利益をもたらすのである．その使用を抑制することは，明日の利益のために今日の利益を控えることなのだ．これは，経済学者が「双曲割引」と呼ぶものである．その結果，世代間に利害の相反が生じる．われわれが抗菌薬の間違った使用を続けると，子どもや孫が抗菌薬の恩恵を受けられないのである．薬は効かなくなる．つまり，個々の衛生状態を改善することや，一般的な風邪に対して私たちが医師に抗菌薬を求めることをやめることに加え，われわれは薬剤耐性の脅威に対する意識を高める必要がある．皆，薬剤耐性の脅威について学び，友人や同僚に説明して学んでもらい，彼らの友人に説明してもらう必要がある．このようなことをくり返して，薬剤耐性を一般大衆の意識に浸透させることにより，世代間の不公正を抑制できるのだ．

発明を続ける

薬剤耐性の脅威を制御する1つの解決策は，科学の進歩によりもたらされる．希望をもたらしている領域は，近頃の細菌迅速診断分野の進歩である．医師は感染症を引き起こしている病原体が何であるのかわからないことがよくある．耳痛を訴える少女のような生命を脅かさない状況においては，これはあまり重要ではない．医師は，潜在する感染症が何であるか経験に基づいて予測し，最も適切な抗菌薬の使用について検討する．感染症が2日以内に治まらない場合は，別の抗菌薬を試すことがある．しかし，生命を脅かす状況下では，試行錯誤している時間はない．例えば，生後数週間の男の子の事例を考えてみよう．彼は合併症もなく生まれ，良好な状態であったが，突然の熱で不機嫌になった．両親は夕方に救急外来へ息子を連れていった．担当医は，異変を察知した．元気がなく，何かがおかしい．何が起こっているのか確認ができないので，担当医は彼を病棟に一晩入院させて，検体を採取し，院内の検査室で検査をすることを提案した．担当医は予防的措置として，広域スペクトルの抗菌薬セフォタキシムを処方した．担当医は深刻な感染症が潜在しているかもしれないと懸念しているものの，原因を確かめることはできない状況である．80年前にアレクサンダー・フレミングが用いたのと同様の手法で，検査技師が培養し，2日後にB群連鎖球菌（Group B streptococcus；GBS）が同定された．菌の培養増殖に1日かかり，同定にはさらに1日を要する．担当医は，ペニシリンを処方し，長期間に及ぶ合併症もなく回復した．彼は運がよかったのである．英国では，年間約500人の乳幼児がB群連鎖球菌に感染し，約50人が死亡，14人に1人が長期間に及ぶ合併症を引き起こしている．その男の子は，医師が感染症の原因を知った後，B群連鎖球菌感染症の治療においてより効果が高いとされる抗菌薬に切り替えたことで，彼にとって有用である共生菌への影響を減らすことができたことも幸運であった．

B群連鎖球菌やほかの感染症の診断を迅速化するための技術が開発できれば，医師が正しく，かつ最適な薬を処方するまでにかかる時間を短縮できる．この技術は次に生命を救い，合併症のリスクを軽減するであろう．DNA の塩基配列を決定するために使用される機器の近年の進歩により，細菌やウイルスのゲノム情報を 100 ポンド（1 ポンド；約 150 円）以下で読み取ることが可能になったのである．迅速な全ゲノム配列決定の可能性については，英国のサンガー研究所の世界的に有名な科学者らによって，2012 年に示された．彼らはケンブリッジのアデンブルック病院の乳児病棟で MRSA の感染症を特定，分析，阻止するために，迅速 DNA シークエンシング（塩基配列決定法）を使用した．MRSA は，2009 年と 2010 年にイングランドとウェールズでそれぞれ 781 人，485 人の死亡をもたらした薬剤耐性菌である．2004～2005 年にイングランドで行われた研究によれば，MRSA が起因となった血流感染症の患者のうち，感染の特定から 30 日以内に何らかの原因で死亡する割合が 3 分の 1 以上であった．一連のスクリーニングによって，MRSA を保有していた多数の幼児は特定されたが，それぞれが関連しているかどうかは不明であった．サンガーの研究チームは，MRSA 検体のゲノムを分析し，それらが密接に関連していることを確認し，乳児病棟で発生したアウトブレイク（集団発生）について当局に報告した．まだ研究は端緒についたばかりであるが，近い将来，迅速な全ゲノムシークエンシングやその他の技術によって，病原体を速やかに同定できることで，細菌感染症の診断が迅速に行われるであろう．これには 2 つの利点がある．最適な薬を処方できるようになることと，迅速に治療を開始できることである．

その他の重要となる研究対象分野は，新しい抗菌薬の探索である．現在，新しい抗菌薬を発見するための 3 つの戦略がある：

1. 微生物の増殖に及ぼすさまざまな合成および天然物質の効果の体系的な検査（「細胞レベルでのスクリーニング」）.
2. 微生物ゲノム全体の分析を通じて，微生物内の薬物に特異的な標的を同定する（「標的に基づくスクリーニング」）.
3. 微生物における潜在的な標的の三次元構造の解明（標的はゲノム解析または既存薬物治療の標的として同定されたもの），および解明された構造標的に結合し，干渉する可能性のある化合物の開発（「構造に基づく創薬」）.

抗菌薬発見の歴史の多く（特に20世紀前半）は，細胞レベルでのスクリーニングの1つによるもので，人工合成物質（スルホンアミド）と天然由来物質（ペニシリン）は，実験室で細菌の増殖に及ぼす阻害効果の観察を通じて発見された最初の抗菌薬である.

広範に使用された最初の抗菌薬は，コールタールから製造される色素由来の化合物群であるスルホンアミドであった．スルホンアミドの発見は，細菌に結合できることが示されていた化合物が感染症を治療するために用いることができるかもしれないと考えた，ドイツのバイエル社で働く化学者の長年の研究の成果である．何年にも及ぶ実験の失敗を経て，マウスのある種の細菌感染症治療に有効な赤色染料が発見された．この化学物質は，1930年代初期に連鎖球菌によって引き起こされる感染症の最初の効果的な治療薬「プロントジル」として販売された．生命を脅かす血流感染や産褥熱による母体死亡の重大な原因であった感染症との闘いにおいて，劇的な進歩であった.

プロントジルが感染症治療に成功したのは，色素分子そのものが細菌に対して有効であったからではなく，患者の体の中で色素分子が変換されてできたスルファニルアミドと呼ばれる小さな化合物によるものであることが判明したのは，その後のことである．このことが認識されると，ほかの製造業者間で感染症治療薬として使用できるほかのサルファ剤含有化合物をみつけるための競争が始まったのである．

前述したように，ペニシリン発見の話は，医学の歴史において最も有名で重要な史実の1つである．観察したことの重要性に着目したアレキサンダー・フレミングの才気は評価されるべきであるが，この発見は幸運な偶然の産物であった．天然由来物質，とりわけ微生物自体が生き残りをかけて互いに競う際に産生する物質の発見以降，微生物の増殖を選択的に阻害することができる天然由来物質の探索は，新しい抗菌薬をみつけるための戦略として重要になっている．

近年，微生物の増殖に及ぼすさまざまな物質の効果を試験することによってもたらされる新薬探索は，微生物，植物や動物によって自然に産生された物質よりも，多様な化合物からなるライブラリーをスクリーニングすることにフォーカスが当てられていた．1つには，1980年代に天然由来物質よりも合成化合物のほうが，耐性菌が発生しにくい可能性があるといった考えが出てきたためである．合成化合物に焦点を当てることは，試験目的で必要な量を容易に製造できたり，合成をより容易に制御できたり，他の認識されない物質が混入しにくいといった，重要な実用的利点もある．

しかし，合成化合物ライブラリのスクリーニング結果による抗菌活性を有する化合物候補の多くが失敗に終わったことから，現在探索は天然由来の物質に戻っている．世界中には推定5×10^{30}の微生物が存在するといわれており，外洋や深海を含む広い生息地で採取することにともなう資金的・技術的問題を乗り越えることができれば，新しい物質を発見できる機会はかなりある．

微生物，植物，動物の全ゲノム（遺伝子コード）の読み取りを可能にする技術の開発は，微生物がどのように構成され機能するかについての新しい知見を提供し，抗菌薬の作用する新たな標的を同定できる可能性を秘めている．遺伝子情報は，微生物がヒトやほかの動物とどのように異なるかについての知見も提供し，このことは，微生物に作用しつつ宿主細胞に害を及ぼさない薬物の開発において非常に重要である．1995 年に全ゲノム情報が解析された最初の自生生物は，1992 年の有効なワクチン導入前に髄膜炎の主な原因となっていたインフルエンザ菌である．この画期的な出来事以来，ヒトにおいて病気を引き起こす細菌は，すべてのゲノム配列が解読されており，その結果，抗菌薬の標的となりうる 150 種以上の細菌酵素が同定されている．これら 150 種以上の潜在的な標的の中で，わずかな割合でしか既存薬物の標的になっていないことは明るい話題である一方，いまだ利用されていない標的を安全に活用できる薬物をみつけることは容易なことではなく，「ゲノム革命」が当初の期待に応えるのはまだ先のようである．この問題の実例として，7 年間にわたり，ある大手製薬会社は潜在的な細菌標的に対する 67 のスクリーニングプログラムで，50 万以上の化合物を評価し，その結果，何らかの期待が示されたのはわずか 5 つの標的にすぎず，さらに，これらのどの化合物も臨床試験でよい結果をもたらすことはできなかったのである．

新しい抗菌薬を開発する最新の戦略的アプローチは，微生物の細胞内や細胞壁，もしくは細胞膜の構造に結合することができ，微生物の増殖や生存を阻害する「設計された分子」を開発することである．この戦略は，微生物細胞成分の三次元構造を「可視化」するコンピュータ・アプリケーションによって可能になっている．三次元構造が理解されると，標的部分に結合し，通常の機能を潜在的に干渉しうる分子を設計することが可能になる．潜在的な標的の三次元構造の理解から安全で効果的な薬の製造へ移行するには多くの課題があるが，今日までに600種類以上の細菌のタンパク質構造がこのコンピュータ分析によって明らかにされ，薬物設計の新たな機会が開かれている．特定の課題は，見出された抗菌分子が微生物の細胞壁を通過し，予想される効果を発揮するのに十分高い濃度でとどまることができることを証明することである．抗菌分子の微生物への取り込みと保持を改善する分子設計の手法は存在するが，残念なことに，この手法は，逆に抗菌分子が標的微生物に結合して，その効果を発揮する能力を低下させる可能性がある．これはまだ発展途上の科学であり，新薬開発につながる可能性はあるが，これらの技術的課題は，新薬の市場投入にともなうその他の課題とも相まって，いまだに結果を得るには至っていない．

このような機会にもかかわらず，本書の「付録：主なクラスの抗菌薬とその使用法」に示されるように，1987年以来，新しいクラス（機序）の抗菌薬は発見されていないのである．新薬開発の欠如は，企業が必要な研究へ投資することを正当化できるだけの収益を抗菌薬から得ることができなくなったことが背景にある．新薬を開発するには10億ポンド以上の費用がかかるため，製薬企業は研究すべき分野に関してとても慎重になっている．現在，投資回収率は，がん，関節炎，糖尿病やほかの慢性疾患といった治療領域のほうが，抗菌薬よりはるかに高い可能性がある．これらの疾患は，抗菌薬の比較的短い治療期間とは対照的に数カ月または数年続く可能性があり，企業がこれらの新薬に投資するほうがより利益をもたらすことができるからである．ある製薬会社の重役は「効果的で信頼できる抗菌薬という武器がなければ，現代の医療はもはや不可能であろう．新薬の使用を慎重に管理したいという考えはまったく正しいが，そうすることにより高騰する開発コストを負担することがますます困難になる」といっている．製薬企業はまた，開発した新薬が不適切な使用により無効となったり薬剤としての寿命が短くなる可能性があることや，政府が薬剤耐性への対策として抗菌薬の使用を制限する可能性があることも認識している．要するに，新薬は求めるが，われわれはそれを使うことは望まないということである．

新しい抗菌薬やその他の抗微生物薬が不足していることは，多くの人が「市場の失敗」の一例と考えている．政府は，投資や新たなインセンティブの創出を通じて，制度的な失敗を是正しようとしばしば試みるが，新しい抗菌薬の開発にも同じことがあてはまる状況である．この創薬イノベーションを財政的に魅力的なものにするために，公共部門と民間部門が協力して取り組む方法はいくつかある．これらは「パートナーシップ（Partnership）」「賞（Prize）」「価格（Price）」や「特許（Patent）」などで構成される．

政府，ドナー，民間セクターはすでに多くの分野で新しい抗菌薬を開発するために提携している．例えば，20 世紀の終わりには，抗マラリア薬の開発パイプラインは存在せず，古い薬は耐性のためにもはや機能していなかった．マラリアは蚊が媒介した寄生虫によって引き起こされる病気であり，年間に 100 万〜200 万人が死亡し，そのほとんどは子どもである．4 つのヒトマラリア原虫のうち，熱帯熱マラリア原虫（*Plasmodium falciparum*）と三日熱マラリア原虫（*Plasmodium vivax*）の 2 種の原虫において薬剤耐性が確認されている．しかし，マラリアは世界で最も貧しい国々における一般的な感染症であり，市民は薬を買う余裕がないため，製薬企業が新薬に投資することは商業的に意味がなかったのである．この不公平に立ち向かうため，スイス，英国，オランダの各国政府は，世界銀行とロックフェラー財団と協働し，製品開発パートナーシップの一例である「Medicines for

Malaria Venture（MMV）」を設立した．MMVは，非営利の製薬会社のように機能し，医薬候補の探索や初期の臨床研究を行っている．しかし，これは営利企業と協力して行うものである．2009年には，MMVと製薬会社のノバルティス社が，小児向けの薬を発売している．2012年末までには，1億7,100万処方以上の治療薬が，30カ国を超えるマラリア流行国に届けられ，命を救っている．MMVやその他の同様のパートナーシップは，薬剤耐性に対処する潜在的に新しいビジネスモデルを提供する．製薬企業の幹部が示唆するように，薬剤耐性の脅威に対処するためには，産業界と政府が協力して，投資を促し，イノベーションに報酬を与えることで，命を救う医薬品の多様で堅固なパイプラインを創造できる，といった病原体を標的とする抗菌薬の新しいビジネスモデルを構築することが不可欠である．

1795年，ナポレオンの産業奨励協会は，フランス軍が円滑に利用できる食品保存方法を考え出した最初の人に12,000フランの賞を授与することにした．1810年には，食品缶詰を発明したニコラス・アペールに授与されている．この缶詰の発明には，密閉されたシャンパンボトルに食品を入れて，熱処理をするプロセスが利用された．近年，このような賞金によるインセンティブ付与は再び活発になっており，1,000万ドル以上の賞金もある一方で，1万ドル以下のオンラインコンテストも盛んである．1,000万ドルのAnsari XPRIZE（アンサリ・Xプライズ）は，乗客を宇宙に運ぶための新世代の打ち上げロケット開発を促進するため，1996年に創設された．つい昨年のことであるが，Automated Student Assessment Prizeでは，コンピュータが訓練された専門家と同等の正確さで学生のエッセイを評価できることを実証した．世界保健機関（WHO）と世界銀行は，開発が不十分なワクチンに対して，賞を授与することを提案している．5,000万ポンドの賞を新しい抗菌薬を発見，開発できる個人や組織に与えることによって，その分野の研究と技術革新が活性化される可能性がある．このような賞は，政府，財団，民間援助団体の共同体によって資金提供され，地球規模の課題にフォーカスし，世界の英知を結集させることができる．これらの試みは，開発を促進し，薬を生み出すことで得られる収益を増やすことで，勝者に報酬を与えるのである．

3番目の「P」は価格（Price）である．製薬会社は，新しいタイプの抗菌薬に対してあらかじめ価格や購入量が提示されれば，研究開発に乗り出す可能性がある．このアプローチでは，政府や財団は一定の価格で一定量の新薬を購入することを誓約する．それと引き換えに製薬会社は新薬開発を約束するが，成功しなかった場合，報酬は得られない．その一例は，2009年にイタリア，イギリス，カナダ，ノルウェー，ロシア連邦，ビル&メリンダ・ゲイツ財団，ワクチンと予防接種のための世界同盟（GAVI Alliance）のあいだで確立されたパートナーシップの「肺炎球菌ワクチン事前購入確約制度（advanced price or market commitment）」である．肺炎球菌（*Streptococcus pneumoniae*）は，肺炎や髄膜炎などの広範な感染症を引き起こす細菌である．この細菌は，世界中で5歳未満の子どものワクチン予防可能疾患における最も大きな死因を占めている．年間約100万人の子どもが肺炎球菌感染症で死亡し，その大部分が途上国で起きている．西側諸国ではワクチンが広く使われている．例えば，英国では，全国的な小児予防接種プログラムの一環として，2歳未満のすべての子どもにワクチン接種機会が与えられている．しかし，この西洋で用いられているワクチンは開発途上国では最適とはいえない．細菌には多くの異なる菌株があり，国（地域）ごとに異なる種類のワクチンを製造する必要があるためである．肺炎球菌ワクチン事前購入確約制度の下で，パートナーは15億ドル以上の資金をプールし，今後10年間に1ワクチンあたり3.5ドルで開発途上国で流行している種類の細菌に対応したワクチンを購入することを保証した．これにより，製薬会社がワクチンの研究開発に投資し，必要に応じて製造能力を拡大するインセンティブを生み出したのである．この取り組みが有効であったかどうかを評価するのは時期尚早ではあるが，他の抗菌薬開発において，興味深いモデルを提供している．

最後の「P」は特許（Patent）である．特許は，通常20年間，独占的な権利を製品の発明者に提供する．製薬会社は新薬の有効成分を開発すると，特許を申請する．特許が取得されれば，製薬会社が市場向けの薬をさらに開発することが可能となる．医薬品を開発するには約20年の歳月と約10億ポンドの費用を要するため，製薬産業において特許は特に重要なことである．特許期間には開発期間も含まれるため，医薬を独占的に販売できる期間は8～12年程度である．この期間があるおかげで研究開発コストを回収し，初期投資から利益を得ることができるのである．新薬を販売するうえで，特許によって与えられた独占的権利がなければ，製薬会社は新薬を開発することはできない．企業に新しい抗菌薬の開発を促す1つのアプローチとして，特許期間を20年よりも長い期間，例えば，25年間に延長する方法がある．価格を保証する制度も特許期間を延長する制度も製薬企業の歳入を担保するという意味では類似している．

抗菌薬遺産の保全

たとえわれわれが衛生に気を配り，また新たな医薬の開発に成功したとしても，それだけでは単に時間稼ぎに過ぎない．既存の抗菌薬と新しい抗菌薬をうまく管理できなければ，耐性の問題はくり返され続けるであろう．われわれは抗菌薬の取り扱いを見直す必要があり，それはグローバルレベルで行う必要がある．この地球規模の脅威に対処しなければ，一世代のあいだに有効な抗菌薬が尽きてしまい，人々が日常的な感染症で死ぬという破滅的シナリオに直面するであろう．そのような未来に陥ることを避けるため，われわれは以下のような国際的枠組みの構築に取り組まなければならない．

1．**世界中で抗菌薬の使用を管理することに同意する．**

　これは，抗菌薬の処方なしでの販売の禁止，動物飼料における非治療目的の使用禁止，および健康上の理由以外での抗菌薬の使用禁止が必要である．

2．**開発途上国における必要不可欠な薬剤へのアクセスと薬剤耐性を抑制する行動とのバランスがとれた技術的・財政的支援を提供する．**

　開発途上国における現在の感染症の蔓延を改善するとともに，抗菌薬の使用を管理し，保護するための支援を提供する必要がある．

3．**合意事項の遵守を確実にするシステムを確立する．**

　これは，合意された一連の規則を監視，検証，実行するだけでなく，細菌や他の微生物の耐性株の早期警告情報を提供し，偽造品や規格外の抗菌薬を阻止することにも役立つものである．

われわれは，抗菌薬が水産資源や公共の水路と同様に保全されなければならない「共有財産」であることを国際的に合意することからはじめる必要がある．古い教会，美しい景色，絶滅のおそれがある動物を見守るのと同じく，私たちは病原菌を見守る必要がある．しかし，1つの国や1人の人が単独で実施しても意味はなく，この隠れた遺産を管理するための一連の規則にわれわれ皆が合意する必要がある．署名国のコミュニケや国際連合（UN）などの既存の国際機関が後援する実践規範から法的制裁を含むより公式な条約まで，さまざまなアプローチがある．抗菌薬を保全するには，大きく2つの方法がある．ノルマを課して抗菌薬の使用を制限するか，その消費に対して，課金税を導入する．厳しいように聞こえるが，すでに**表2**に記載されているとおり広く実践されている．その方法論に議論はあるものの，これらは「耐性菌マニフェスト」の青写真を提供している．市民の善意と指導者のコミットメントが一体となり，これらのスキームがどのようにして抗菌薬を保全することができるか知ることができる．WHOの合意は，特定の疾病に対する既存の抗菌薬や新規の抗菌薬の使用を制限

表2　国際的協定の事例

気候変動に関する国際連合枠組条約は，1992年に，平均気温上昇とその結果生じる気候変動を制限するために加盟国ができることを協調的に検討するために設立された．1997年，先進国の排出削減目標が法的な拘束力を持つ**京都議定書**の採択を通じて，世界的な対応は強化された．京都議定書の締結国は192である．

たばこの規制に関する世界保健機関（WHO）枠組条約は，たばこの危険を述べる普遍的な基準を制定し，世界中のあらゆる場面での使用を制限することにより，たばこ消費と煙の曝露による壊滅的な健康，社会，環境，経済の影響に対して，現在および未来の世代を守ることが，国際的に取り決められている．2005年に施行された条約の規定には，たばこの生産，販売，流通，広告，課税を管理する規則が含まれている．

表 2　国際的協定の事例（つづき）

化学兵器の開発，生産，貯蔵及び使用の禁止並びに廃棄に関する条約は 1992 年に発効されている．2013 年までに 189 カ国の署名がなされている．条約の主な義務は，化学兵器の使用と生産の禁止，すべての化学兵器の廃棄である．条約は，独立した化学兵器禁止機関（OPCW）によって管理されている．廃棄活動は OPCW によって検証される．2013 年 1 月現在，公表された化学兵器の貯蔵量の約 4 分の 3 が廃棄されている．

欧州委員会の共通漁業政策（CFP）は，加盟国が魚類ごと特定の地域で漁獲できる総許容漁獲量（TAC）を設定する．CFP は 1983 年に作成されているが，漁業に関して共通の政策があるべきだと述べたローマ条約は 1957 年までさかのぼる．CFP は加盟国によって実施されるが，欧州共同体の検査官によって監督される．

G8 グレンイーグルズコミュニケ．2005 年 G8 先進主要 8 カ国のメンバーは，アフリカへの援助を倍増させ，最貧国の未払い債務を削減することに合意した．この決定は法的拘束力をもつものではなかったが，社会からの継続的な圧力を通じて提供された監視をともなう非常に公的な政治的コミットメントであった．

し，農業やその他の生産物への使用を禁止することができる．

抗菌薬の使用規制の議論においては，西側諸国が約 1 世紀にわたって抗菌薬を無制約に使用し恩恵を受けてきたことに対する開発途上国の反発が予想される．開発途上国は，彼らがまさに経済的な発展を遂げようとするときに，化石燃料と同様に抗菌薬という重要な資源の使用が妨げられることを問題視するだろう．これは，反論の余地がない完全に公正な指摘である．インドのグラム・ナビ・アザド保健大臣は最近，抗菌薬の販売を抑制することで，医薬品を処方する医師にアクセスできないインドの広大な農村部の人に損害を与える可能性があると懸念を表明した際，「インドは広大な国である．私たちの問題は異なるところにある」と発言している．しかし，何もしないことも開発途上国の人々を傷つけることになるであろう．開発途上国は，感染症による不必要な死と耐性菌の増大という二重苦に直面している．過去においても，国際社会は，このようなタイプの地球規模の問題を考える際，技術的支援や財政的支援を提供してきた．耐性菌に関する議論とさらに類似しているのは，WHO のたばこ規制に関する枠組条約である．この条約は，すべての加盟国，特に開発途上国に対して，たばこの生産，販売，流通，広告，および課税を管理する一連の合意された規則と整合する国内法の制定を支援する．この条約は 2003 年に署名され，WHO はそのような政策を実施する余裕がない国や，経験がない国に対して支援を提供することで，6 年後には 176 カ国がたばこ規制のための国家プログラムを制定した．

適切なモニタリングと執行メカニズムの存在は，薬剤耐性などのグローバルな戦略の成功に不可欠である．ある国で違反があると，ほかの国で行われた努力が損なわれてしまう．監視の実施だけではなく，既存の薬に耐性をもつ病原菌を特定し，偽造品や低品質の医薬品の横行にも焦点を当てる必要がある．コンプライアンスを徹底するためには，履行において支援や支持するだけでなく，各国の協定の実施方法を監査するとともに，協定の履行の支援をも行う独立組織が必要である．すなわち，ガイド犬（援助）とガード犬（執行）の両方が機能する必要がある．さらに，ほかの協定から得られる教訓がある．欧州安全保障協力機構（OSCE）は，選挙を観察し評価するが，重要なことは，勧告の実施にも関与することである．正式な執行メカニズムはないが，オープンな批評と実務的な援助の組み合わせは，「耐性菌マニフェスト」に魅力的なモデルを提供する．感染症における薬剤耐性株のモニタリング体制を維持するためにモニタリング機能の権限を拡大することが重要である．これには，感染症に関する情報の照合や薬剤耐性結核のために設立された活動の拡大といった，既存の国家的なネットワークを活用したグローバルネットワークが必要である．同時に，前述したように，動物とヒトにおける耐性菌を同定するため，迅速で簡易な診断法が必要である．

モニタリングシステムのもう1つの重要な機能は，医薬品の質を検証することである．偽造品や低品質の抗菌薬は，治療効果がなく，また薬剤耐性のリスクを高めるため，危険である．偽造医薬品は包装や表示を偽り，有効成分を含まない．低品質の医薬品は薬ではあるが，設定された品質基準を満たしていない．確かなことはわからないが，低所得国や中所得国では医薬品規制が弱く（もしくは存在せず），偽造品と規格外医薬品が横行している可能性が高いのである．これらのにせ薬に対する取り組みは，感染症で病気となっている人や瀕死の人々の数を減らすことに役立つはずである．偽造品や規格外医薬品に対処する製造技術の改善，工場の徹底的な査察，バーコードの使用，電子タグなどの薬の製造元を確認する技術，オンライン販売の規制など，多くの取り組みが始まっている．

これらの解決策はそれだけで薬剤耐性の問題を解決することはできないが，国際協力によりそれぞれの取り組みを促進することはできる．現在は，抗菌薬の使用を単独で抑制することを国が躊躇しているため，国際協力の恩恵は生じていない．目の前の国益を追求することによって，われわれは意図せずに世界的に状況を悪化させてしまう可能性がある．薬剤耐性の問題は，世代間の対立を示すだけでなく，個々の国と国際社会の対立をも示している．近い将来，この問題に対処しない国にとっての利益は，「耐性菌マニフェスト」を共同で実施するすべての国へもたらされる見返りより大きくみえるかもしれない．しかし，すでにおわかりのとおり，これは事実ではない．協力して行動をとらない場合，私たちは皆，子どもや孫世代の病気と死者の増加に対して責任を負わなければならない．われわれは，薬剤耐性の世界的な脅威に対して，「どのように備えるべきか？」を知っている．今こそともに実践して，薬剤耐性の世界的な脅威に備えるべきときなのである．

おわりに

——先人が木を植え，後人がその陰で涼む．

中国の諺

7 月の晴れた日．スー夫人は数えてはいなかったが，彼女の治療をはじめて 15 日目のことである．息子の誕生日の 1 週間後から喘鳴が始まっていた．あの日，彼女はジョシュを友人たちと一緒に遊園地へと連れて行った．活気と笑顔に満ちた日のことを，ありありと彼女は思い出すことができる．

やがて喘鳴は咳嗽となり，咳嗽は咽頭痛をともなうようになった．夫のジョンは心配そうしていたが，妻に向けるまなざしは落ち着いていた．よくあることだった．

ジョシュが生まれた 16 年前は，こんなふうではなかった．妊娠後期の数カ月は外出せず，友人や家族と接触しないようにスー夫人は忠告されていた．ジョシュが保育園に通っている頃には，彼女とジョンは，園長から，軽微であったとしても症状を認めるときに外出することが，いかに無責任であるかについて指導を受けていた．夫婦には，家庭用の検査キットが渡されていた．ジョシュは，その紙切れに唾を吐き，それが緑色であれば通園できたが，赤くなれば家にいなければならなかった．彼らはこの検査結果を「赤い斑点」と呼んでいだ．ジョンの母は，これを妊娠検査にたとえていた．

数年後，ジョシュが小学校に入学した直後，世界的な脅威は終わった．感染症は減少していき，個人の不衛生は過去のものとなった．特効薬が再び効力を発揮したのだ．今度ばかりは，誰もがその奇跡を信じることができた．

スー夫人は自宅で静養しながら，2 週間，家族とともに過ごした．ジョンとジョシュは，毎日，彼女の食事を準備して，夕食をともにした．

彼女は主治医と話をした．医師は，もう薬を服用しなくてよいといった．彼女は元気になっていた．

それは，2043 年のことである．

付録：主なクラスの抗菌薬とその使用法

抗菌薬の種類と代表的薬剤	発売年	使用法と薬剤耐性
スルホンアミド類 スルファメトキサゾール スルファジアジン	1932	耐性が広範に進展していることから，現在，尿路感染症や慢性気管支炎の増悪例のうち起因菌の感受性が明らかである場合に限定して使用できる．ニューモシスチス肺炎の第一選択薬（トリメトプリムと併用，後述参照）として，現在も使用されている．
β-ラクタマーゼの影響を受けるペニシリン類 ペニシリンG ペニシリンV(国内未承認) アンピシリン アモキシシリン チカルシリン(国内未承認) ピペラシリン	1944	β-ラクタマーゼによる耐性により，多くの耐性が蓄積されている．一部の耐性については，β-ラクタマーゼ阻害薬によって克服された．新たなペニシリンは，30年間開発されていない．
テトラサイクリン類 オキシテトラサイクリン チゲサイクリン	1945	広範な微生物による感染症を治療するために使用されてきたが，耐性が頻繁に獲得されるため，その使用は減少している．これらの耐性を克服して設計された類似する新規薬剤（例：チゲサイクリン）は，高度多剤耐性グラム陰性菌に限って選択されており，耐性は報告されているが稀である．

抗菌薬の種類と代表的薬剤	発売年	使用法と薬剤耐性
クロラムフェニコール	1947	広範な感染症の治療に使用できるが，ヒトに対して毒性を示すため使用は推奨されない．1950 年代以来，新規薬剤は発売されていない．
アミノグリコシド類 ストレプトマイシン ゲンタマイシン アミカシン	1947	グラム陰性菌による日和見感染症の治療に使用される．すべてのアミノグリコシド類に対する新たな耐性が 2002 年に同定された．アミノグリコシドはヒトに毒性を示すことから，血清濃度を注意深く監視する必要がある．1970 年代初頭以来，類似する新規薬剤は発売されていない．
イソニアジド	1952	結核の治療に使用される．英国で耐性が増加しており（2011 年の結核症例の 7.3%），他国よりも発生率が高い．
マクロライド類 エリスロマイシン アジスロマイシン クラリスロマイシン ロキシスロマイシン フィダキソマイシン（国内未承認）	1952	主としてプライマリ・ケアの現場で気道感染症を治療するために使用される．肺炎球菌で耐性が広がっており，細菌性咽頭炎の一般的な起因菌である A 群連鎖球菌でも耐性が認められる．2012 年に導入されたフィダキソマイシンは，クロストリジウム・ディフィシル感染症の治療に使用される．臨床活性はバンコマイシンに匹敵するが，再発率ははるかに低い．これまでに耐性は認められていない．
グリコペプチド類 バンコマイシン テイコプラニン	1956	他のすべての抗菌薬に耐性を示すブドウ球菌，連鎖球菌，腸球菌などのグラム陽性菌を起因菌とする感染症治療に

抗菌薬の種類と代表的薬剤	発売年	使用法と薬剤耐性
		おいて，長年にわたって「最終手段の薬」であった．耐性獲得は不可能と考えられていたが，腸球菌に発現して拡がり，黄色ブドウ球菌（MRSA 株を含む）でも発見されている．
β-ラクタマーゼ阻害ペニシリン メチシリン（国内未承認） フルクロキサシリン（国内未承認）	1960	ブドウ球菌感染症の治療に使用されてきたが，感受性を示さないメチシリン耐性黄色ブドウ球菌（MRSA）が，20 世紀の最後の 20 年間に着実に増加した．
メトロニダゾール	1960	嫌気性菌に起因する感染症の治療に使用される．ヘリコバクター・ピロリを除き，耐性の報告はほとんどない．
リファンピシン	1961	グラム陽性菌やマイコバクテリウム属に起因する感染症の治療に使用される．一次耐性は稀であるが，臨床使用中の突然変異によって容易に現れる．類似する新規薬剤はない．
セファロスポリン類 セファレキシン(第 1 世代) セフロキシム（第 2 世代） セフォタキシム(第 3 世代) セフタジジム（第 3 世代） セフピロム（第 4 世代）	1962	巨大なファミリーを形成．後に続く「世代」を開発して以前の世代に対する耐性を克服したが，現在，第 4 世代の薬剤に対する耐性が蓄積している．
フシジン酸	1962	ブドウ球菌感染症の治療に使用される．一次耐性は稀であるが，突然変異に起因する耐性は臨床用途で容易に獲得される．1960 年代後半以降，類似する新規薬剤は導入されていない．

抗菌薬の種類と代表的薬剤	発売年	使用法と薬剤耐性
トリメトプリム	1969	多くが大腸菌に起因する尿路感染症の治療に主に使用される．耐性は多くみられる．類似する新規薬剤はない．
カルバペネム類 メロペネム イミペネム エルタペネム（国内未承認）	1975	これらは最も強力なβ-ラクタム系抗生物質であり，特に院内で獲得されたり，セファロスポリン類に耐性を示したりするグラム陰性菌を治療するための最新の「最終手段の薬」である．ごく最近製造された薬剤（例えば，エルタペネム；国内未承認）は，ESBL 産生腸内細菌科に起因するものを含む重篤な市中感染症の治療に使用されるが，緑膿菌に対して活性を示さないため，院内感染症には使用されない．耐性が現れ，増加している．
阻害剤配合ペニシリン類 アモキシシリン／クラブラン酸 ピペラシリン／タゾバクタム	1976	β-ラクタマーゼとは，β-ラクタム系抗生物質，特にペニシリンに対する耐性の主たる原因である．この阻害薬は，この耐性のすべてではなく一部を阻害する．
フルオロキノロン類 シプロフロキサシン ノルフロキサシン	1982	ナリジクス酸の誘導体．グラム陰性菌に対して良好な活性を示すが，2000 年以降，耐性は大腸菌で急激に上昇しており，淋病症例でも増加している．耐性は MRSA で多くみられる．
ムピロシン	1983	MRSA 保菌患者を治療するために局所的に使用される．耐性は増加している．類似する新規薬剤はない．

抗菌薬の種類と代表的薬剤	発売年	使用法と薬剤耐性
リポペプチド類 ダプトマイシン	1984（ただし，臨床的に使用されるのは2006年より）	グラム陽性菌に対してのみ活性を示し，主にブドウ球菌（MRSAを含む）の処置に使用される．耐性はブドウ球菌や腸球菌で報告されているが，依然稀にしか生じない．現在，オキサゾリジン（国内未承認）とともに，他のすべての抗菌薬に耐性を示すグラム陽性感染にとって「最終手段の薬」である．
オキサゾリジノン類 リネゾリド	1987（ただし，臨床的に使用されるのは2001年より）	グラム陽性細菌に対してのみ活性を示し，ブドウ球菌（MRSAを含む）や腸球菌（VRE；バンコマイシン耐性腸球菌を含む）の治療に使用される．耐性は腸球菌やブドウ球菌で報告されているが，報告例は依然少ない．

Updated from：*The Path of Least Resistance*, Standing Medical Advisory Committee, Department of Health, 1998.

文献および web サイト

参考文献（論文と刊行物）

・Borchgrevink, C. P., Cha, J., and Kim S., 'Hand washing practices in a college town environment', *Journal of Environmental Health*（2013）, 75（8）, 18-24. 3, 749 人の観察研究によって，手洗いをきちんと行っているかどうかが潜在的な予測因子であることが特定されており，適切な手洗いの実施が十分に行われていないことが示唆されている.

・Brown, K., *Penicillin Man: Alexander Fleming and the Antibiotic Revolution*（Stroud: Sutton Publishing, 2004）. NHS トラスト・聖マリア病院（ロンドン）にあるアレクサンダー・フレミング研究博物館の学芸員によるフレミングの伝記.

・Davies, S. C., *Annual Report of the Chief Medical Officer*, Volume Two, 2011, 'Infections and the Rise of anti-microbial resistance'（London: Department of Health, 2013）. 引用元（http://www.dh.gov.uk/cmo）. 英国政府の主席医務官と地方自治体公衆衛生部局長の統括専門家によってまとめられた感染症および薬剤耐性に関する詳細なレビュー.

・European Commission, *Communication from the Com-mission to the European Parliament and the Council: Action Plan against the Rising Threats from Antimicro-bial Resistance*, COM（2011）748（Brussels: EC, 2011）. 引用元（http://ec.europa.eu/dgs/health_consumer/docs/communication_amr_2011_748_en.pdf）. 薬剤耐性に対する欧州委員会の方針.

・Goldin, B. R., and Gorbach, S. L., 'Clinical indications for probiotics: an overview', *Clinical Infectious Diseases* (2008), 46, S96-100. 引用元（http://cid.oxford-journals.org/content/46/Supplement_2/S96.full）. プロバイオティクス（人体によい影響を与える微生物）が急性および抗菌薬に関連する下痢の治療に有益であるという強いエビデンスがあり，また，アトピー性湿疹に有益な効果を有することについての十分なエビデンス（証拠）があると結論づけた科学的研究のレビュー.

・Goossens, H., and Sprenger, M. J. W., 'Community acquired infections and bacterial resistance', *BMJ* (1998), 317, 654-7. 引用元（http://www.ncbi.nlm.nih.gov/pmc/articles/PMC1113837/pdf/654.pdf）. 地域の病原体における薬剤耐性の頻度と，耐性化した薬剤の数に関するレビュー.

・Gore, A., *An Inconvenient Truth*: *The Planetary Emergency of Global Warming and What We Can Do About It* (London: Bloomsbury Publishing, 2006). 米国元副大統領（アル・ゴア）による地球温暖化に関する講演ツアーをベースに，オスカー賞受賞映画と同じタイトル名（『不都合な真実』）で同時にリリースされた.

・Guarner, F., and Malagelada, J-R., 'Gut flora in health and disease', *Lancet* (2003), 361, 512-19. 腸内微生物叢の主要な機能に関する科学的エビデンスのレビュー. プロバイオティクス（人体によい影響を与える微生物）およびプレバイオティクス（有益微生物の増加を促す物質）は，いくつかの疾患の予防または治療において一定の役割を果たしていると結論づけた.

・Haensch, S., Bianucci, R., Signoli, M., et al., 'Distinct clones of Yersinia pestis caused the black death', *PLoS Pathogens* (2010), 6(10): e1001134. 引用元（http://www.ncbi.nlm.nih.gov/pmc/articles/PMC2951374/）. 古代の DNA 分析とタンパク質特異的検出法を組み合わせることによって，著者はペスト菌が「黒死病」を引き起こしたということを明白に実証している.

・Hoffman, S. J., and Røttingen, J-A., 'Assessing implemen-tation mechanisms for an international agreement on research and development for health products', *Bulletin of the World Health Organization* (2012), 90, 854-63. 責務を

定め，活動や財政的貢献を管理し，決定し，コンプライアンスをモニターすることとなった国際合意のレビュー．

・House of Lords Select Committee on Science and Technology, *Seventh Report, Session* 1997–98: *Resistance to Antibiotics and Other Antimicrobial Agents* (London: House of Lords, 1998). 抗菌薬や他の抗感染症薬に対する耐性が公衆衛生上の大きな脅威であり，そのように認識されるべきであると結論づけた貴族院議員による照会．

・Institute for Health Metrics and Evaluation（IHME）, *The Global Burden of Disease: Generating Evidence, Guiding Policy*（Seattle: IHME, 2013）. 引用元（http://www.healthmetricsandevaluation.org/gbd）. この報告は，『*Lancet*』（2012 年 12 月 13 日，P. 380；http://www.thelancet.com/themed/global-burden-of-disease から入手可能）に掲載された 7 件の論文に基づいている．世界の疾病負担（GBD）に関する事業は 1990 年代初頭に遡り，このプロジェクトの最新の反復は健康評価研究所によって発表されている．初期の反復については WHO（2008 年）を参照．

・Krämer, A., Kretzschmar, M., and Krickeberg, K., *Mod-ern Infectious Disease Epidemiology: Concepts, Methods, Mathematical Models and Public Health*（New York: London, 2010）. 引用元（http://link.springer.com/ book/10. 1007/978-0-387-93835-6/page/1）. 感染症や特定の疾病の感染経路の詳細を勉強するに当たってのコンテクストや方法論を示したテキストブック．

・Llor, C., and Cots, J. M., ‘The sale of antibiotics without prescription in pharmacies in Catalonia, Spain’, *Clinical Infectious Diseases*（2009）, 48, 1345–9. 疑似患者を使って，処方箋なしの抗菌薬販売を評価したスペインにおける革新的な研究論文．

・McKeown, T., Record, R. G., and Turner, D., ‘An inter-pretation of the decline of mortality in England and Wales during the twentieth century’, *Population Studies*（1975）, 29(3), 391–422. 異なった死亡原因が 1901～71 年のあいだの死亡率の低下に寄与しているとの評価．

・McNulty, C. A. M., Boyle, P., Nichols, T., Clappison, D. P, and Davey, P.,

'Antimicrobial drugs in the home, United Kingdom', *Emerging Infectious Diseases* (2006), 12(10), 1523-6. 引用元 (http://www.ncbi.nlm.nih.gov/pmc/articles/PMC3290930/). 英国世帯の6%が残った抗菌薬を，4%が万が一のために抗菌薬をもっていたことを示す代表的な調査.

・Mahoney, R., 'Product Development Partnerships: Case studies of a new mechanism for health technol-ogy innovation', *Health Research Policy and Systems* (2011), 9, 33. 引用元 (http://www.health-policy-systems.com/content/9/1/33). 製品開発パートナーシップは，医療技術開発に焦点を当てた官民連携パートナーシップの一形態である．この論文では，製品開発パートナーシップの4つのケーススタディを検証し，成功に至る6つの決定要因にどのように対処したかを示している.

・Mestre-Ferrandiz, J., Sussex, J., and Towse, A., *The R&D Costs of a New Medicine* (London: Office of Health Economics, 2012). 引用元 (http://www.ohe.org/ publications/). 新薬の開発に成功するのに，どれくらいの費用と時間を要したかに関する包括的なレビュー.

・Sharma, P., and Towse, A., *New drugs to Tackle Antimicro-bial Resistance: Analysis of* EU *Policy Options* (London: Office of Health Economics, 2012). 引用元 (http://www.ohe.org/publications/). 抗菌薬研究開発のNPV（正味現在価値）に対するさまざまなプッシュ・アンド・プル・インセンティブの経済的インパクトに関する調査を含む，市場の失敗への対処方法の評価.

・Standing Medical Advisory Committee, Sub Group on Antimicrobial Resistance, *The Path of Least Resistance* (London: Department of Health, 1998). 引用元 (http://antibiotic-action.com/wp-content/uploads/ 2011/07/Standing-Medical-Advisory-Committee-The-path-of-least-resistance-1998.pdf). 元主席医務官，ケネス・カルマン卿が行った臨床における薬物処方に関連する薬物耐性の問題に関するレビュー.

・Taubenberger, J. K., and Morens, D. M., '1918 influenza: The mother of all pandemics', *Emerging Infectious Dis-eases* (2006), 12 (1), 15-22. 引用元 (http://www. cdc.gov/eid/article/12/1/pdfs/05-0979.pdf). 1918〜19年に発生し，

世界中で約5千万人の死亡をもたらし，公衆衛生上，不吉な警告を残したスペイン・インフルエンザに関するレビュー．

・Whitman W. B., Coleman, D. C., and Wiebe W. J., ‘Prokaryotes: The unseen majority’, Proceedings of the National Academy of Science (1998), 95, 6578-83. 引用元 (http://www.pnas.org/content/95/12/6578.full)．いくつかの代表的な生息地を調べることで，地球上の原核生物の数を推定しようとする試み．

・World Health Organization (WHO), *The Global Burden of Disease*: 2004 *Update* (Geneva: World Health Organization, 2008). 引用元 (http://www.who.int/topics/global_burden_of_disease/). WHOの世界的な疾病負担 (GBD) は，障害調整生命年 (DALY) を用いた疾病の負担を測る．DALY手法は，疾病・リスク要因・地域間での疾病の負担を一貫して評価するために，元のGBD 1990研究において開発された．以降の反復については，IHME (2013) を参照．

・World Health Organization (WHO), *World Health Statistics,* 2011 (Geneva: World Health Organization, 2011). 引用元 (http://www.who.int/whosis/whostat/2011/en/). 健康関連のミレニアム開発目標 (MDGs) およびこの目標を達成するための進捗の概要が含まれた193の加盟国の健康関連データのWHO年次集計．

参考 web サイト

- **e-Bug** は教室や家庭で使用するための無料の教育教材であり，微生物，感染の拡大，予防，治療について，すべての生徒が楽しく学ぶことができる．引用元（http:// www.e-bug.eu/）．
- **Wash Your Hands... Give Soap a Chance**（手を洗おう…石鹸にチャンスを）．これは手指衛生の改善を目的とした NHS 手洗いキャンペーンである．引用元（http://www.wash-hands.com/）．
- **欧州抗菌消費ネットワーク**（ESAC-Net）は，欧州全域の監視システム網であり，抗菌薬の使用に関する欧州のデータを提供している．ESAC-Net は，EU および EEA / EFTA 諸国の地域コミュニティと病院部門の両方から，抗菌薬の使用に関するデータを収集し，分析している．引用元（http://www.ecdc.europa.eu/en/activities/surveil lance/esac-net/pages/index.aspx）．
- 「**多剤耐性結核（MDR-TB）ホームページ**」は，世界保健機関（WHO）によって管理されているウェブサイトであり，世界中の結核対策と管理において脅威となっている主要な公衆衛生上の問題に関する情報を提供している．引用元（http://www. who.int/tb/challenges/mdr/en/index.html）．

原書謝辞

本書の執筆に際して私たちをサポートしてくれた１人ひとりに感謝する．いうまでもなく，彼らからの情報提供，助言や意見は本書の執筆に不可欠だった．何か間違いった記述や解釈の誤りがあれば，それはすべて執筆者の責任である．特に以下の方々の助力に感謝を表明する．Ben Brusey，Joana Chataway，Jeremy Grant，Sarah Hopwood，Simon Howard，Deepa Jahagirdar，Alan Johnson，Jorge Mestre-Ferrandiz，Ellen Nolte，Mafalda Pardal，Emma Pitchforth，Jennifer Rubin, Lucila Sanz，そして Jirka Taylor.

日本における薬剤耐性菌への取り組み——政策の視点から

薬剤耐性菌の出現

抗菌薬であるペニシリンを発見したアレクサンダー・フレミングは，1945年ノーベル生理学・医学賞受賞講演で次のように述べた．

「やがてペニシリンがお店で誰にでも買えるときが来るかもしれません．そのとき，無知な人が安易に過小な服用を自分に行い，菌を殺すに至らない量の薬を微生物に曝露させることによって，菌を耐性化させる恐れがでてくるかもしれません」

この予言のとおり，ペニシリンに対する薬剤耐性菌が出現した．その後，人類は新たな抗菌薬を開発するも，その数年後にはその抗菌薬に対する耐性菌が出現する，といったことをくり返すこととなり，いわゆる「いたちごっこ」状態となった．

今や新たな薬剤開発は低調となり，このままでは薬剤耐性菌に対抗する手段が枯渇する日が迫ってきている．不適正な抗菌薬使用に対してこのまま何も対策が講じられなければ，2050年には全世界で年間1,000万人が薬剤耐性菌により死亡することが推定されている（Antimicrobial Resistance in G7 Countries and Beyond, G7 OECD report, Sept. 2015）．再び細菌感染症が人類にとって致死的な疾患として脅威となる時代が迫ってきている．

薬剤耐性菌出現のメカニズム

○抗菌薬の不適切な使用

病原菌に対して抗菌薬を使用する際，①抗菌薬の濃度が低い，②抗菌薬投与の中途での中断，③同じ抗菌薬の長期間使用により，耐性菌が生き残り，耐性が発生しやすい環境となる．一方，細菌は突然変異によって，①薬剤を無力化する酵素をつくり上げたり，②細菌自身の構造を変化させることで，薬剤が効かないようにしたり，③細胞内に入った薬剤を細胞外に排出する能力を得ることで，耐性を獲得する．

通常は薬剤耐性菌が出現したとしても，他の細菌との生存競争に負けて淘汰されるが，抗菌薬を不適切に使用すると，他の細菌のみが排除され，耐性菌は生き残ることとなる．

さらに，薬剤耐性遺伝子は，染色体以外の遺伝物質であるプラスミドによって種類の異なる細菌間で伝播することが指摘されており，複数の種類の細菌が薬剤耐性能力をもつ可能性が出てきている．

○動物用抗菌性物質の問題

家畜に対する抗菌性物質の使用についても，問題が指摘されている．畜産分野において，細菌性の疾病の治療目的で動物用抗菌薬が使用されるほか，家畜の肥育を目的に飼料に抗菌性物質を混入したり，寄生原生生物であるコクシジウム・内部寄生虫の感染予防を目的として，抗菌性飼料添加物が使用されている．抗菌性飼料添加物を使用すると，少ない飼料で家畜に十分な栄養吸収を促すことができるといったメリットがあるものの，一方で，薬剤耐性菌を出現させ，動物に対する抗菌薬の治療効果を減弱させるほか，薬剤耐性菌や耐性遺伝子がヒトに伝播し，薬剤耐性菌による感染症を引き起こす可能性が指摘さ

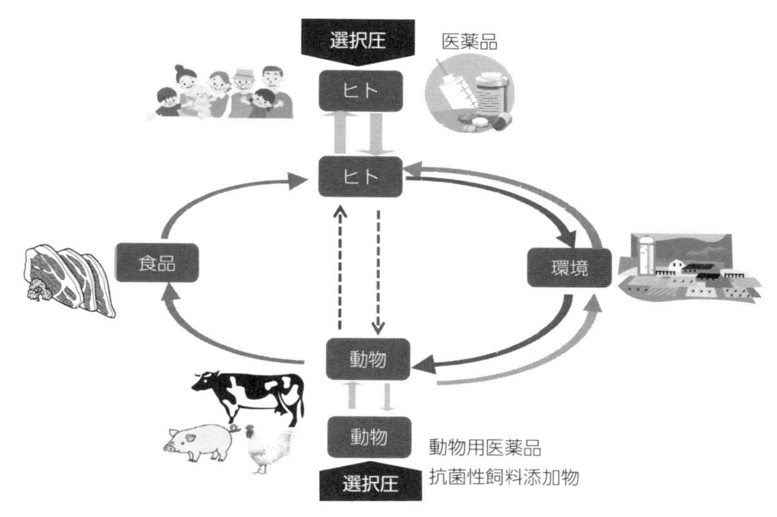

図 1　薬剤耐性菌（遺伝子）の伝播経路

れている（**図 1**）[1].

日本における抗菌薬の使用状況

○日本の医療現場における使用状況

日本における抗微生物薬使用量（人口千人あたりの抗菌薬の 1 日使用量）については，処方販売量を基にした調査において諸外国と比較した場合，使用量は平均よりも下回っている（**図 2**）[1].

一方で，使われる薬剤の種類については，日本では，経口の第 3 世代セファロスポリン類抗菌薬，フルオロキノロン類抗菌薬，マクロライド類抗菌薬など，幅広い細菌に有効である抗菌薬の使用が極めて多い.

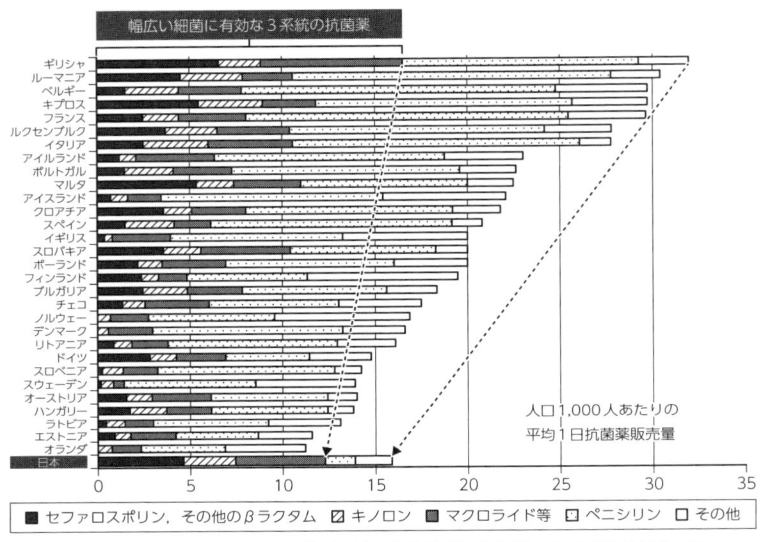

医療分野における抗菌薬の販売量　日本と欧州各国との比較（欧州は2010年、日本は2013年データ）

図２　ヒトにおける抗菌薬使用量の国際比較

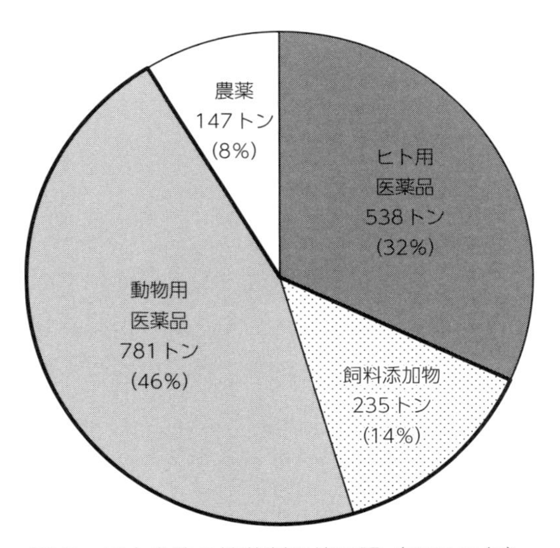

図３　日本全体の抗菌剤の使用量（2013年）

○日本の畜産分野における動物用抗菌性物質の使用状況

2013年のデータによると，日本においてヒトに用いられた抗菌薬の量の約2倍の量が畜産分野において使用されている（**図3**）[1]．

国際社会の取り組み

薬剤耐性菌について，世界規模での取り組みが必要であるとの認識が広がり，世界保健機関（WHO），首脳会議等で取り上げられるようになった（**図4**）．

2011年4月，WHOは世界保健デーにおいて薬剤耐性を重要なテーマとして取り上げ，ワンヘルス・アプローチに基づく世界的な取り組みの必要性を訴えた．2013年にはGサイエンス学術会議が薬剤耐性の脅威に関する共同声明を発表した．

2015年5月の世界保健総会では，「薬剤耐性（AMR）に関するグローバル・アクション・プラン」が採択され，加盟各国に2年以内に自国の行動計画の策定し，行動することを求めた（**図5**）[2]．各国に，（1）啓発・教育，（2）サーベイランス・モニタリング，（3）感染予防・管理，（4）抗微生物薬の適正使用，（5）研究開発——の各分野で計画を立てることを求めた．

また，2015年6月の先進国7カ国首脳会議（G7）エルマウサミット（ドイツ），2016年5月のG7会議伊勢志摩サミットにおいても，薬剤耐性が主要課題として取り上げられた．2016年9月にはAMRに関する国連総会ハイレベル会合が開催されている．

WHOの薬剤耐性に関するグローバル・アクション・プランの採択（2015年5月）

○ 2015年WHO総会において，**「全ての国に対し，世界行動計画の採択から2年以内に，国家行動計画を策定し，行動する」**ことが決議された．
※世界行動計画は，①教育・普及啓発，②研究・サーベイランス，③感染予防，④抗微生物剤使用の最適化，⑤新薬への投資の5つの目標で構成

G7エルマウ・サミット首脳宣言（2015年6月8日）

○ G7エルマウ・サミット（2015年6月8日）の保健分野に関する声明では，**G7諸国が協調してAMR対策に取り組む方針**が盛り込まれた．

G7ベルリン保健大臣会合（2015年10月8日）

○ G7ベルリン保健大臣会合宣言文には，**AMR対策の3本柱**として，以下の3点が掲げられた．
①感染予防・感染制御　②抗微生物剤の有効性の維持　③研究開発の促進

アジアAMR東京閣僚会議（2016年4月16日）

○ アジア太平洋地域でAMR対策の重要性を確認し，協調して対策を推進するための**イニシアティブの創設**を発表．

G7新潟農業大臣会合（2016年4月23-24日）

○ 農業・畜水産産領域での抗菌剤の慎重使用，リスクアナリシスがない場合の成長促進目的での抗菌剤の使用の段階的廃止，衛生管理の向上などを通じた**農業・畜水産領域での取組の推進**を確認．

G7伊勢志摩サミット（2016年5月26-27日）

○ G7が更に協調して対策に取組方針，9月の国連総会における**AMRに関するハイレベル会合**における政治的コミットメントを支持．

国連総会AMRに関するハイレベル会合（2016年9月21日）

○ AMR対策におけるワンヘルスアプローチを推進するなど，今後の対策を議論，塩崎厚生労働大臣がスピーチ．

図4　AMRに関する国際社会の動向

啓発・教育

・市民全体への啓発
・ヒト，動物，農業，環境等のすべての分野の関係者への啓発・教育・トレーニング

サーベイランス・モニタリング

・ヒト・動物，農業等に対する薬剤耐性微生物，抗微生物薬使用量に関するサーベイランス・モニタリング
・検査室の機能強化と連携

感染予防・管理

・効果的な衛生状況の改善や感染防止策の強化による感染症の罹患の減少

抗微生物薬の適正使用

・ヒトや動物等への抗微生物薬適正使用
・薬剤の質の担保，国内での管理（処方外使用の禁止，等），動物へのリスクアナリシスがなされない場合の成長促進目的での使用の段階的削減等

研究開発

・対策のための持続的資金の確保と維持
・新規抗菌薬，治療薬や予防薬の開発のための国際協力

・加盟国に対し，**2年以内の行動計画の立案**と，その履行を求める.
・行動計画の実行と達成度の評価を行う：**2年ごとに各国は達成状況をWHOに報告**
・G7はWHOのグローバルアクションプランを支持

図5　WHO薬剤耐性（AMR）に関するグローバル・アクション・プラン

日本の取り組み状況

○日本における取り組み

海外での取り組み状況の進展を踏まえ，わが国においても薬剤耐性対策が進められている．医療，農畜水産，食品安全の各分野において，サーベイランス（耐性菌の監視），抗菌薬の適正使用等の取り組みを実施するとともに，2015年4月，「薬剤耐性（AMR）対策アクションプラン」を策定した．

2016年4月には，アジア太平洋地域の保健大臣らを招き，WHOと

共催でアジアAMR東京閣僚会議を開催，2017年11月にはアジア各国，国際機関の関係者を参集してAMRワンヘルス東京会議を開催した．

○薬剤耐性（AMR）対策アクションプランについて

WHOで示された「薬剤耐性（AMR）に関するグローバル・アクション・プラン」の項目に基づき，（1）普及啓発・教育，（2）動向調査・監視，（3）感染予防・管理，（4）抗微生物薬適正使用，（5）研究開発，（6）国際協力——の各分野に関して，今後5年間で実施すべき事項が取りまとめられた（**図6**）[3)]．

普及啓発・教育

国民に対して，薬剤耐性の普及啓発を行うために，2016年11月に内閣官房に薬剤耐性（AMR）対策推進国民啓発会議が設置され，毎年11月を「薬剤耐性（AMR）対策推進月間」に定めるとともに，国民向けの情報発信に努めるため，国民的タレントに「薬剤耐性へらそう！」応援大使を委嘱した．また，厚生労働省は国民的アニメーションポスターを作成した．2017年5月には，薬剤耐性（AMR）対策普及啓発活動表彰式が行われ，団体，個人によって行われている先進的な活動が取り上げられた．

2017年4月に厚生労働省は国立国際医療研究センター内にAMR臨床リファレンスセンターを設置，薬剤耐性に関する医療，福祉における情報を集約し，医療福祉関係者，患者向けに広く情報提供を行うとともに，相談窓口も設けている．

1. 普及啓発・教育

- 1.1 国民に対する薬剤耐性の知識・理解に関する普及啓発活動の推進
- 1.2 関連分野の専門職に対する薬剤耐性に関する教育，研修の推進

2. 動向調査・監視

- 2.1 医療・介護分野における薬剤耐性に関する動向調査の強化
- 2.2 医療機関における抗微生物薬使用量の動向の把握
- 2.3 畜水産，獣医療等における動向調査・監視の強化
- 2.4 医療機関，検査機関，行政機関等における薬剤耐性に対する検査手法の標準化と検査機能の強化
- 2.5 ヒト，動物，食品，環境等に関する統合的なワンヘルス動向調査の実施

3. 感染予防・管理

- 3.1 医療，介護における感染予防・管理と地域連携の推進
- 3.2 畜水産，獣医療，食品加工・流通過程における感染予防・管理の推進
- 3.3 薬剤耐性感染症の集団発生への対応能力の強化

4. 抗微生物製剤適正使用

- 4.1 医療機関における抗微生物薬の適正使用の推進
- 4.2 畜水産，獣医療等における動物用抗菌性物質の慎重な使用の徹底

5. 研究開発

- 5.1 薬剤耐性の発生・伝播機序及び社会経済に与える影響を明らかにするための研究の推進
- 5.2 薬剤耐性に関する普及啓発・教育，感染予防・管理，抗微生物剤の適正使用に関する研究の推進
- 5.3 感染症に対する既存の予防・診断・治療法の最適化に資する研究開発の推進
- 5.4 新たな予防・診断・治療法等の開発に資する研究及び産学官連携の推進
- 5.5 薬剤耐性の研究及び薬剤耐性感染症に対する新たな予防・診断・治療法等の研究開発に関する国際共同研究の推進

6. 国際協力

- 6.1 薬剤耐性に関する国際的な施策に係る日本の主導力の発揮
- 6.2 薬剤耐性に関するグローバル・アクション・プラン達成のための国際協力の展開

図 6　薬剤耐性（AMR）対策アクションプラン（2016-2020）

広く国民に対し，「適切な薬剤」を「必要な場合に限り」「適切な量と期間」使用することの理解を求めている．また，急性気道感染症（いわゆる「風邪」）においてウイルスが原因であれば，抗菌薬は必要がないこと，また，急性下痢症においては，細菌が原因であっても多くは自然で治癒するため，抗菌薬は不要であることの理解を求めることが重要である．

動向調査・監視

薬剤耐性菌の動向調査・監視に当たっては，ヒト，動物，環境分野の横断的なワンヘルスによる取り組みが重要である．そのため，厚生労働省，農林水産省，国立感染症研究所，動物医薬品検査所，地方衛生研究所，家畜保健衛生所，国立国際医療研究センター等が連携し，薬剤耐性ワンヘルス動向調査検討会において薬剤耐性ワンヘルス・サーベイランス・ネットワークを構築，動向を把握することとしている（**図7**）[3)]．

また，国立感染症研究所に薬剤耐性研究センターを設置し，ヒト，家畜，食品の耐性菌の状況を包括的に把握・分析を行うとともに，国内外の情報集約，情報提供，研修の実施等を行っている．

国立国際医療研究センター内に設置されたAMR臨床リファレンスセンターにおいては，AMR対策の指標の情報集約・提供，医療関連感染症サーベイランス情報の管理，分析等を行っている．

○ ヒト・動物・環境に関する各サーベイランスのデータに基づき，下記を目的とする統合的な分析，評価を実施．
①都道府県別の抗菌薬使用量や耐性率の公表
②耐性菌の拡散の早期発見
③水平伝播の存在の把握
○ ワンヘルス動向調査年次報告により，本アクションプランの成果指標を評価．

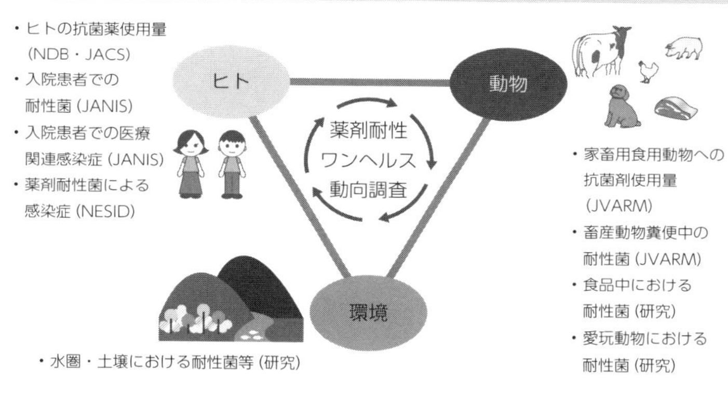

図 7　薬剤耐性ワンヘルス動向調査のイメージ

NDB：レセプト情報・特定健診等情報データベース，JACS：抗菌薬使用動向調査システム，JANIS：厚生労働省院内感染対策サーベイランス，NESID：感染症発生動向調査，JVARM：動物由来薬剤耐性菌モニタリング．

感染予防・管理

○地域感染症対策ネットワーク

地域における感染予防・管理等に一元的に取り組むため，地域のネットワークの形成が重要であり，各地域において，医療機関，福祉施設，保健所，地方衛生研究所等によって地域感染症対策ネットワークが構築されている例がある（**図 8**）[2]．

○感染予防対策の重要性

感染予防対策として手洗い，咳エチケット，ワクチン接種が効果的であり，医療福祉関係者のみならず，広く国民にも普及を図ることが重要である．

手洗いは急性気道感染症および急性下痢症を起こしうる微生物（主にウイルス）の伝播を防ぐことが知られている．

咳エチケットは，人から人への微生物の伝播を防ぎ，急性気道感染症の予防につながる．咳やくしゃみが出るときは，できるだけマスクをすること，とっさの咳やくしゃみの際にマスクがない場合は，ティッシュや上腕の内側などで口と鼻を覆い，顔をほかの人に向けないこと，鼻汁・痰などを含んだティッシュはすぐにゴミ箱に捨て，すぐに手を洗うこと等が重要である．

ワクチン接種については，急性気道感染症および急性下痢症の一部

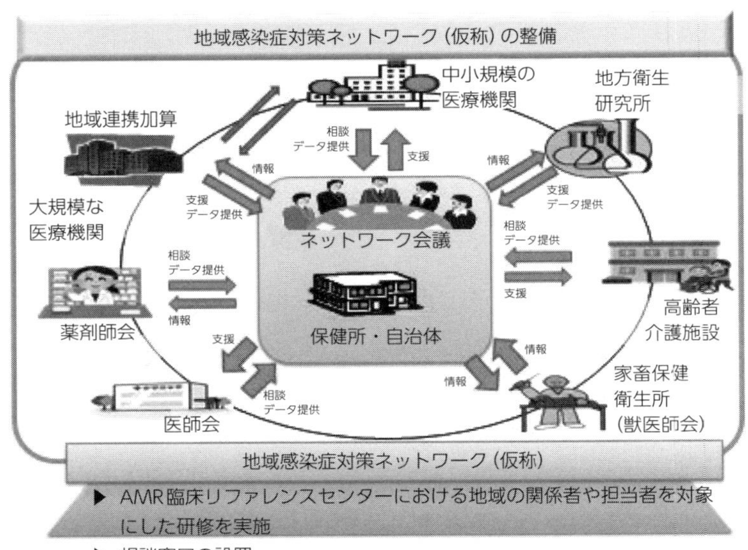

図８　地域感染症対策ネットワーク（仮称）の整備

に予防効果が期待できる．

なお，うがいによる急性気道感染症の予防効果については科学的なエビデンス（証拠）が蓄積されていないことから，議論を待つ必要があるが，有害であることを示すエビデンスはない．

これらの対策は薬剤耐性菌に限らず，多くの感染症予防に効果がある．

抗微生物薬の適正使用

○医療分野における抗菌薬適正使用

日本で使用されている抗菌薬のうち，約 90％は外来診療で処方される経口抗菌薬であることから，外来診療における適正使用が重要である．

「薬剤耐性（AMR）に関する小委員会」において，抗微生物薬の適正使用の推進に資する専門的，技術的事項が議論され，2016 年 6 月に急性気道感染症および急性下痢症に焦点を当てた『抗微生物薬適正使用の手引き 第 1 版』が策定された（**図 9**）[4]．

また，今後，適正使用推進に資する感染症の診断・治療にかかる医療政策上のインセンティブの検討，医療機関における適正使用推進体制の整備支援を行うこととしている．

加えて，医療分野について成果指標が設定されており，「2020 年の人口千人あたりの 1 日抗菌薬使用量を 2013 年の水準の 3 分の 2 に減少させる」となっている（**表 1**）[5]．

抗微生物薬適正使用の手引き
第一版

厚生労働省健康局結核感染症課

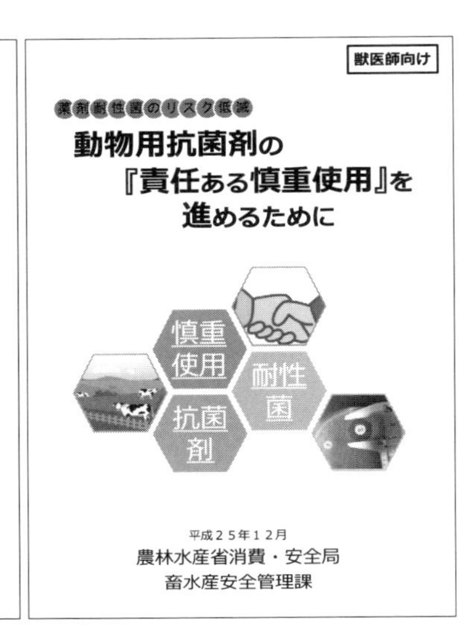

図 9 『厚生労働省健康局結核感染症課．抗微生物薬適正使用の手引き 第一版』（左）および『(獣医師向け）—薬剤耐性菌のリスク低減—動物用抗菌剤の『責任ある慎重使用』を進めるために』（右）.

表 1 目標：ヒトの抗微生物剤の使用量を 33%減

ヒトの抗微生物剤の使用量（人口千人あたりの1日抗菌薬使用量）	
指標	2020 年 （対 2013 年比）
全体	33%減
経口セファロスポリン，フルオロキノロン，マクロライド系薬	50%減
静注抗菌薬	20%減

薬剤耐性（AMR）対策アクションプラン（2016 年 4 月 5 日 国際的に脅威となる感染症対策関係閣僚会議決定）

○畜産分野における動物用抗菌性物質の慎重使用

動物用抗菌性物質の慎重な使用に関しては，2013年12月に策定済みの『慎重使用ガイドライン』のさらなる普及を図り，獣医師による動物用抗菌薬の慎重使用を推進することとしている（**図9**）[6]．なお，有識者の中には，家畜分野においても医療分野と同様に，成果指標を具体的に設定すべきであるとの意見がある．

また，現在の畜産分野における薬剤耐性菌の発現状況は，EU等と比べても遜色のない水準にあり，「これまでのわが国の畜産分野における取り組みは決して不十分なものではないと考えられる」とされているものの，リスクがあることから，リスクをゼロとするべきである，と国内外の専門家から指摘を受けている．

研究開発・創薬

薬剤耐性の研究や，薬剤耐性微生物に対する予防・診断・治療手段を確保するための研究開発を推進することとなっている．

○抗菌薬の開発

耐性対策として，新たな抗菌薬の誕生が待たれている．

日本は，これまで数多くの抗菌薬を開発，世界に送り出してきたが，近年，その開発ペースは低下している（**図10**）[7]．

抗菌薬の開発には基礎研究，臨床前研究，臨床開発，承認申請，商品化に至るまで20年近い開発時間が必要であり，それにともなう開発費用も膨大である．

今後，新規に開発される抗菌薬は，最後の切り札的な存在となるこ

①1951 年：コリスチン
②1971 年：セファゾリン
③1977 年：アミカシン
④1991 年：クラリスロマイシン
⑤1993 年：レボフロキサシン
⑥1995 年：メロペネム
⑦2001 年，2008 年：
ピペラシリン・タゾバクタム

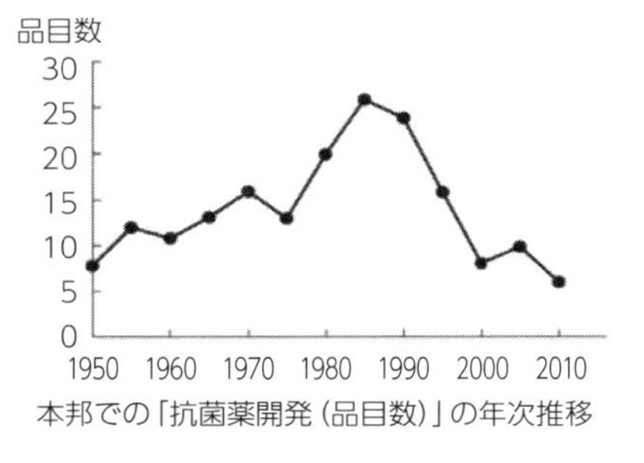

本邦での「抗菌薬開発（品目数）」の年次推移

図 10　日本で開発された抗菌薬の例

とから，薬剤耐性を産まないために通常診療では使用されることが控えられ，すべての抗菌薬に耐性があり，致死的な細菌に対してのみ，使用されることとなる．使用される局面が限定されることから，製薬メーカーからみれば，経済的利点に乏しく，いわゆる「市場の失敗」の領域となっている．

また，新たな抗菌薬となりうるシーズ（新薬の種）の探索は，薬剤耐性菌が複数の耐性機序をもつ現状においては困難を極める．

新たな抗菌薬の開発に当たっては，単一の製薬メーカーではもちろんのこと，一国の産官学の共同体でも対応が困難となっている．シーズ探索，研究推進，資金調達に当たっては国際的な連携が必要であり議論が進められている．特に経済的な新たなインセンティブの付与が課題である．

国際協力

薬剤耐性に関する国際的な政策にかかる日本の主導力の発揮，国際協力の展開が求められている．

2017年11月にはアジア各国，国際機関の関係者を参集してAMRワンヘルス東京会議を開催した．会議において，動物関係者との調整に苦慮したこと，今後の国際的な連携強化が必要であること，特にアジア太平洋地域において，国際機関と連携しながら，互いにAMR対策の進捗状況を確認し，建設的なフィードバックを行うことが，各国の対策を進めるうえで有用であるとの認識を共有した．

開発途上国の中には，抗菌薬を市中の薬局において処方箋なしに購入することが可能な国がある．経済的，地理的理由により，医療機関を受診するチャンスをもつことができない人々が，専門家のチェックを受けることなく，抗菌薬を購入，使用している．服用量不足，服薬中断，同一の薬剤のくり返しの使用が発生していることが想像され，新たな薬剤耐性菌発生の温床となっていることが懸念される．

薬剤耐性菌と人類の未来

20世紀は抗菌薬の出現により，人類を悩まし続けた病原菌を克服できるかに思えたが，細菌の種類を超えて薬剤耐性の機序が伝播する能力を細菌側がもつに至り，21世紀において，人類は再び病原菌と対峙することが迫られている．

先人が私たちの世代に残してくれた抗菌薬を含めた病原菌への対応能力を，次の世代に引き継ぐことができるのか．大変厳しい闘いである．

人類の知恵を結集し，科学的なアプローチによってこの問題を克服する必要がある．

（内閣官房 新型インフルエンザ等対策室/国際感染症対策調整室 企画官 長谷川　学）

○文献

1） 農林水産省統計. 農薬要覧, IMS 医薬品販売量統計.
2） 厚生労働省健康局結核感染症課. 薬剤耐性（AMR）の現状及び薬剤耐性（AMR）対策アクションプラン. 平成 28 年 6 月 10 日,（http://www.mhlw.go.jp/file/05-Shingikai-10601000-Daijinkanboukouseikagakuka-Kouseikagakuka/0000128646.pdf）.
3） 厚生労働省健康局結核感染症課. 薬剤耐性（AMR）対策アクションプランの進捗. 平成 29 年度感染症危機管理研修会資料, 2017/10/11（https://www.niid.go.jp/niid/images/idsc/kikikanri/H29/1-02.pdf）.
4） 厚生労働省健康局結核感染症課. 抗微生物薬適正使用の手引き 第一版.
5） 薬剤耐性（AMR）対策アクションプラン. 2016 年 4 月 5 日 国際的に脅威となる感染症対策関係閣僚会議決定.
6） 農林水産省消費・安全局畜水産安全管理課.（獣医師向け）―薬剤耐性菌のリスク低減― 動物用抗菌剤の『責任ある慎重使用』を進めるために. 平成 25 年 12 月.
7） 舘田一博. 特集 感染症の診断と治療, 予防Ⅲ. 抗菌薬の諸問題 1. 抗菌薬開発停滞の打破へ向けて. 日本内科学会雑誌第 102 巻 第 11 号・平成 25 年 11 月 10 日.

薬剤耐性菌を減らすための施策について——臨床医の視点から

はじめに

薬剤耐性菌の脅威が増加している．日本においても，メチシリン耐性黄色ブドウ球菌（MRSA）に始まり，ESBL 産生菌，Amp C 型βラクタマーゼ産生菌，メタロβラクタマーゼ産生菌，多剤耐性緑膿菌（MDRP）といった薬剤耐性菌による院内感染が広がっており，手術や医療機器に関連した医療関連感染症が大きな問題となっている．

一方，日本は超高齢社会を迎えようとしている．高齢者が増加すれば，それだけ医療と介護の需要も増大する．ただし，増大するのは病院で治癒が目指せる急性疾患ではなく，共存しながら暮らすことを目標とすべき慢性疾患へと移りつつある．そして，医療が必要な状態であっても住み慣れた地域で安心して暮らし，人生の最期を迎えることができる地域包括ケアシステムが推進されており，さまざまな慢性疾患を抱えながらも自宅や施設で生活する高齢者が増えてきている．

医療的なサポートを含む在宅ケアの重要性が高まっており，経管栄養や気管切開，ストーマなどの管理が求められるようになってきた．感染症への抵抗力が低下している高齢者が，デイケア，デイサービスを集団で利用し，あるいは介護施設に暮らしている．そして，市中感染型の薬剤耐性菌が増加していることに気づかれるようになってきた．

日本における薬剤耐性菌の増加とは，こうした時代背景のなかで捉えていく必要がある．本項では，急性期病院において感染症診療と院内感染対策に携わりながら，在宅医療も実践している臨床医の立場から，日本で求められる薬剤耐性菌を減らすための施策について解説する．

医療従事者に対する教育

人類は技術革新によって発展してきた．これからもそうである．薬剤耐性菌の問題について，根本的に解決しうるのも新規抗菌薬の開発だろう．ただし，節度を保つことの大切さも人類は学んできた．技術を妄信したり，過剰に振りかざしたりすると，容易に自然は破壊され，（核兵器に代表されるように）人類の存続そのものを危うくすることもある．そして，抗菌薬という技術についても，私たちには節度が求められている．

抗菌薬の適正使用で期待されるのは，薬剤耐性菌の発生を抑え，それによる疾病負荷を減らすことばかりではない．高齢化とともに深刻になりつつある医療費の抑制効果も考えられる[1)]．診療所外来においてグラム染色を実施して，起因菌を同定するようにしたところ，広域抗菌薬の使用が３分の１以下に減り，受診患者１人あたりの抗菌薬の消費額が５分の１となったという国内報告もある[2)]．

適正使用を定着させていくためには，医師，薬剤師をはじめ医療従事者全体の知識，理解を深めていく必要がある．英国で行われた多施設臨床研究によると，家庭医に対する教育によって，患者の予後を悪化させることなく外来抗菌薬の処方量を4.5％減少させることができたとしている[3)]．

感染症の教育は，卒前教育から臨床研修，そして生涯学習に至るまで，途絶えることなく実施されるべきである．そして，それぞれのステージにおける教育に必要な知見を集積して，実践的な教育プログラムを開発することも求められる．

とはいえ，臨床教育は実地で行うのが一番である．例えば，カルバペネムなどの極めて広域な抗菌薬を医師が選択しようとしているときはよいチャンスといえる．広域抗菌薬について許可制や届出制を導入している医療機関もあるが，これは利用を抑制することばかりが目的ではなく，複雑な感染症を主治医だけが抱え込まないよう早期に探知するためのものでもある．すなわち，感染症診療についてのコンサルテーション体制があってこそだが，感染症を専門とする医師を配置することが困難な医療機関も多く，地域単位で感染症の相談応需体制を構築することも考えたい．

介護施設等における適正使用

高齢者の介護施設は，薬剤耐性菌の発生源もしくは感染源として注目されている．特に，介護老人保健施設（以下，老健）には常勤の医師が配置されていることから，他の介護施設と比べると静注抗菌薬が使用される頻度も高く，薬剤耐性菌の発生源となっている可能性がある．

また，近年，老健の在宅復帰率の強化を報酬要件として求められるようになっており，老健において感染症の患者が発生しても，すぐには急性期病院に紹介せずに，施設内で静注抗菌薬を投与することが増えてきている．ただし，この実態を明らかにした国内の研究はない．

2016 年 5 月に公表された IDSA（米国感染症学会）による『抗菌薬

適正使用プログラムの実施ガイドライン』[4]では，「老人ホームや介護施設において，不必要な抗菌薬の使用を減らすために抗菌薬適正使用の戦略の実施を推奨する」とされ，これを成功させるために，医療機関と介護施設の医療従事者が協力するよう求めている．

しかしながら，日本の実態として，老健の施設長には高齢の医師が多く，薬剤耐性菌や抗菌薬についての新規の知識が十分でないことも少なくない．このため，不必要に広域の抗菌薬が入所者に投与されることが増加してきているようだ．高齢医師に対しては，若手医師とは異なる教育介入および相談体制の構築が求められる．

以下の事例は，当院（沖縄県立中部病院）が近隣の介護老人施設からの相談に応じたものである（**図 1**）．施設長に加えて薬剤部長，看護部長も交えて相談し，なるべくシンプルな適正使用マニュアルをオーダーメイド方式で作成した．ポイントは，「ダメだと思ったら，いつでもご紹介ください」という急性期病院側の姿勢であろう．

図 1　介護老人施設に提案した「抗菌薬の適正使用の考え方」（例）

介護老人保健施設●●●
●●●●先生　侍史

沖縄県立中部病院感染症内科
医長　髙山義浩

平素より大変お世話になっております．
貴施設における抗菌薬選択の考え方について，お問合せくださいましてありがとうございます．感染症の初期治療として，当科において経験的に推奨する抗菌薬は以下のようになります．今後の貴施設における感染症治療の参考としていただけますと幸いです．
なお，治療方針を個別に決定するにあたっては，全身状態，基礎疾患，過去の培養情報なども鑑みたうえで，貴施設にてご判断いただきますようお願いいたします．特に，当院からの退院時紹介状において，推奨する抗菌薬が記載されている場合には，そちらを優先していただければ幸いです．

記

内服による治療（軽症例）

診断名	初期治療	用法用量	投与期間
急性上気道炎	通常は抗菌薬不要		
細菌性肺炎	オーグメンチン配合錠® サワシリン(250)®併用	3 錠分 3 3 カプセル分 3	5～10 日間
急性膀胱炎	L-ケフレックス(500)®	4 包分 2	3～5 日間
急性腎盂腎炎	L-ケフレックス(500)®	4 包分 2	10～14 日間
急性胃腸炎	通常は抗菌薬不要		
蜂窩織炎	L-ケフレックス(500)®	4 包分 2	局所の発赤が消退してから 3 日間

静注による治療（中等症以上）

診断名	初期治療	用法用量	投与期間
細菌性肺炎	セフトリアキソン®	1g/24 時間おき	5～10 日間
急性腎盂腎炎	セファゾリン®	2g/8 時間おき	10～14 日間
急性胃腸炎	通常は抗菌薬不要(全身状態が不良な場合はご紹介ください)		
蜂窩織炎	セファゾリン®	2g/8 時間おき	局所の発赤が消退してから 3 日間

※用法用量は，腎機能正常時を示しています．Ccr<50 ではご相談ください．ただし，セフトリアキソンでは腎機能による調整は不要です．

※急性胃腸炎が疑われるときは，偽膜性腸炎（CD トキシン）を除外してください．

抗菌薬使用量の抑制策について

2015年4月に策定された「薬剤耐性（AMR）対策アクションプラン」では，薬剤耐性菌を生み出す原因とされる抗菌薬の不適切な使用について継続的にモニタリングすることが示されている．

特に，抗菌薬の使用量について数値目標が設定されたことは注目すべきであろう．国内で処方の多い経口セファロスポリン，フルオロキノロン，マクロライド系薬の使用量を2020年までに2013年と比して50％減らし，静注抗菌薬については20％減らし，全体で33％を減らしてゆくと明記されている．

医療機関における抗菌薬の使用量が減少することは，適正使用についてのメルクマールとなり，薬剤耐性菌の発生動向と密接な関係があることが知られている[5)]．抗菌薬の使用量を地域的および経時的に追跡することで，抗菌薬の適正使用の推進状況の評価を行うことができるはずだ．

ただし，数値を達成するのは結果であって，大切なのはプロセスである．例えば，レセプト審査で処方量を削らせ，その結果として数値が達成されたとしても，それは抗菌薬の適正使用が根づいたとはいえないはずだ．医師が自らの専門性に基づいて適正に抗菌薬を選択し，その医師からの説明に患者が納得すること．こうした信頼関係が何より大切である．

もう1つ，医師は少なからず誤診しているという現実も見据えたい．東大の冲中重雄教授が，1963年の最終講義で，臨床診断と病理解剖の結果を比較し，自身の教授在任中の誤診率を「14.2％」と発表したのは有名なエピソード[6)]だが，じつのところ，東大教授からプライマリの現場に至るまで，誰しも誤診していることを認めなければならない．そして，じつは，優れた医師とは「誤診しない」のではなく，「誤診している可能性に配慮しつつ」治療方針を立てているものだ．

風邪に抗菌薬は無効であるし，抗菌薬を処方すべきでないことは，医師の誰もが知っていることだ．しかし，問題は「風邪かどうか確診できない」という状況が，特に高齢者では多すぎることにある．病原体の検査やレントゲン撮影が困難な在宅医療など，さまざまなセッティングにおいて医師は患者を守ろうとしていることにも配慮が必要だろう．

例えば，実際の臨床では，「ウイルス感染（風邪）に軽度の心不全が重なっていると思われるが，糖尿病のある後期高齢者であることだし，ここで肺炎を見逃していたら重症化させてしまう．抗菌薬を早めに処方しておこう」といった判断をすることもある．

もちろん「このままでよい」と開き直るつもりはない．医師側も抗菌薬の適正使用に向けて努力すべきだし，反省すべきところは多々ある．ただ，えてして行政は数値目標が示されると，その達成にこだわりすぎるところがあるので注意が必要だ．住民，そして行政との信頼関係を大切にしながら，薬剤耐性菌に対するアクションプランを実現していければと思う．

住民を対象とする普及啓発

抗菌薬の適正使用を推進するためには，医療者だけでなく，薬剤耐性や抗菌薬の役割についての住民の理解が不可欠である．しかしながら，現状では「風邪やインフルエンザに抗菌薬が効く」と考えている住民が少なくない[7]．特に，日本の皆保険制度による自己負担の低さは，住民たちを解熱剤だけでは納得させず，広域抗菌薬を含めた不必要な医薬品を要求することを可能にしている．

そのうえ，処方された抗菌薬を指示どおりに内服せず，自己判断で量や期間を調整している住民も少なくない．そして，残薬を常備薬のように保存していて，熱がでたときに解熱剤のように内服している例も散見される[8]．このように抗菌薬を不適切に使用していることが，薬剤耐性菌が誘導される温床となっていると考えられる．

住民への啓発は不可欠であり，そのためにはさまざまな機会を積極的に活用していくべきである．例えば，中学校や高等学校の保健あるいは理科教育の一環として，感染症や抗菌薬の役割について指導していくことも求められる．あるいは，乳幼児健診や住民健診，職場健診などの場を活用して保健師が解説することも考えられる．地域ごとの課題の特性を踏まえた，普及啓発ツールを作成して配布することも検討したい．

ただし，このような普及啓発を浸透させるにあたっては，薬剤耐性菌を保菌している患者への差別が生じないよう留意することも重要である．

居宅および介護施設に求められる感染対策

現在，医療法に基づき，すべての医療機関に対して院内感染対策委員会の設置が義務づけられている．また，平成 24 年度の診療報酬改定により，感染防止対策地域連携加算が創設され，地域における中小規模の医療機関の感染防止対策を支援する体制も定着してきた．

一方，居宅や介護施設における感染対策はいまだ浸透しているとはいえず，医療機関の院内感染対策をそのまま適用することも困難であることから，目指すべき対策についてのコンセンサスを明示できていない状況である．

例えば，当院では，以下のような相談を訪問看護師や施設職員から受けることがある．

「薬剤耐性菌を有したまま退院されることになった利用者さんがいます．デイサービスやショートステイ等の利用は，控えさせたほうが宜しいのでしょうか…？」

病院からの紹介状に「ESBL産生菌を保菌しているので，感染対策を継続してください」との記載があり，対応に苦慮しているようだ．

もっぱら急性期病院向けに設計されている感染対策ガイドラインでは，薬剤耐性菌を保菌している患者に対して，徹底した接触感染対策をとるよう求めているが，居宅や介護施設において同様に実施することは困難である．利用者が一緒に食事をしたり，レクリエーションをしたりすることもできなくなるだろう．デイサービスの利用を中止するなら，スーパーへの買いものはどうか，孫と遊んでよいのかなど，関係者の悩みは広がるばかりである．

高齢者だけではない．例えば，喘息など基礎疾患のある小児では，ときに抗菌薬が多用されることから，薬剤耐性菌が定着してしまっていることがある．そのような小児について，学校への登校や体育での活動を制限するべきだろうか…？　教師や同級生は手袋を着用してから生徒に触れるべきだろうか…？

病院内の感染対策であれば，患者には病院のルールに従っていただくことになる．しかし，こうしたルールが適用できるのは病院内に限ったことだ．感染対策の名のもとに生活の営みまでも制限しようとするならば，もはや人権に挑戦していることに私たち医療者は気づかなければならない．だからこそ，感染症法では病原体を指定して，認められる制限の範囲を示している．

もちろん，合理的な理由があれば，感染対策への「協力」を求めることはできる．例えば，インフルエンザ罹患者のデイサービス利用を控えていただくことは，感染症法には記載されていないが，根拠のある対策であり，正当化できるだろう．ただし，これは一時的な制限に過ぎないからであり，何より患者の安静のためでもある．一方，耐性菌については，除菌することは困難なことが多く，長期にわたる感染対策を求めることになりかねない．

私たち医療者は，耐性菌をつくらないように，定着しないように，抗菌薬の適正使用に努めなければならない．そして，医療者や医療器具を介した感染拡大が起こらないように，適切なレベルでの感染対策を実践すべきだ[9)]．居宅や介護施設においても，スタッフは手指衛生など標準予防策を遵守し，防護用具を適切に使用し，他の利用者へと伝播させないよう注意しなければならない．これは地域包括ケアシステムの現場であっても譲れぬところだろう[10)]．ただ，それでも，いったん生活のなかにまで入ってしまった微生物を追い出すことが，いかに困難であるかも，私たちは知っている．

今後は，地域全体を１つの単位として感染対策を推進するべく，地域の基幹病院と診療所，薬局，高齢者施設，そして保健所が連携する総合的な感染対策のネットワークを整備していくことが求められる．そのとき，ハンセン病の隔離やエイズの差別を引き合いに出すまでもなく，私たち医療者は感染症で多くの過ちを重ねてきたことを忘れてはならないだろう．だからこそ，保菌者の隔離や行動制限を安易に選択することのないよう注意しながら，実行可能な対策を探りつつ，地域でコンセンサスをつくってゆくことが必要だ．

以下の文書は，当院が近隣の介護施設等に推奨している薬剤耐性菌への感染対策の考え方である（**図2**）．現在，県保健所および地区医師会と相談しながら，沖縄県中部地区の指針とすべく調整中である．

図2　高齢者施設等における多剤耐性菌感染対策の考え方（沖縄県立中部病院感染症内科作成）

高齢者施設等における多剤耐性菌感染対策の考え方

1．はじめに

多剤耐性菌を保菌した状態で自宅や施設で暮らしている高齢者は少なくない．病院向けに設計されているガイドラインでは，多剤耐性菌について徹底した接触感染予防策をとるよう求めているが，これを高齢者施設におけるケアに適応させることは困難なことが多い．

病院向けガイドラインに準じた対応を高齢者施設で実践するとなると，保菌する利用者がデイケアで食事をしたり，トイレを共用したり，レクリエーションに参加することができなくなってしまう．

じつのところ，病院において多剤耐性菌を伝播させるリスクが高いとされているケアが，施設においても同様にリスクとなっているかは明らかではない．エビデンスのないままに保菌者の隔離などの強い感染対策を求めることは，抵抗できない弱者において，身体的・精神的な束縛となりうることに気がついておく必要がある．

ただし，施設職員は手指衛生など標準予防策を遵守することで，多剤耐性菌に限ることなく病原微生物を他の利用者へと伝播させないよう注意しなければならない．そのうえで，多剤耐性菌による感染症の症状が認められる利用者については，排菌量が多く，周囲への感染リスクが高まっており，通常よりも感染対策のレベルを上げる必要があると考えられる．

多剤耐性菌への対策について，中部地区では施設ごとに異なっているのが現状である．一部では過剰な感染対策を求められ，施設利用が事実上できなくなるなどの混乱も認められているようだ．そこで，地域における一定のルールとして，沖縄県立中部病院感染症内科として以下の対策を提案する．

2．保菌者への対応

利用者に感染徴候を認めておらず，保菌しているだけと考えられる状態では，一般的な標準予防策を実施することで十分であり，隔離や利用制限等を実施する必要はない．また，症状のない入所者について，薬剤耐性菌の保菌の有無を調べる必要はない．保菌者に対して除菌目的で抗菌薬を投与することは，一般的には不要とされている．事例ごとに主治医と相談して判断することが望ましい．

3．発症者の対応

多剤耐性菌による感染徴候を認めており，喀痰，下痢，膿尿，褥瘡からの排膿など周囲への伝播のリスクが高いと考えられる場合には，当該利用者に対する接触感染予防策を施設職員は実施する．また，個室での療養，専用トイレの設置，入浴順序を最後とする等について，可能な範囲での実施を検討する．一方，当該利用者の家族等に接触感染予防策の実施を求める必要はないが，手洗いの励行などを呼びかけることが望ましい．主治医に連絡して，感染症の治療を早期に開始することも必要である．

4．解除の判断

感染症の徴候が消失したことをもって接触感染予防策を終了する．培養検査によって菌の陰性化を確認する必要はない．

5．発症時に接触感染予防策を実施する必要がある多剤耐性菌

1）ESBL 産生菌，2）AmpC 産生菌，3）メタロβラクタマーゼ産生菌，4）多剤耐性緑膿菌（MDRP），5）バンコマイシン耐性腸球菌（VRE），6）多剤耐性アシネトバクター，7）その他，地域において脅威と考えられる耐性菌．

なお，MRSA については，すでに市中における定着が進行しているこ

とから，判明している利用者のみに接触感染予防策を実施することの効果には限界があると考えられる．このため通常は標準予防策の実施とするが，予測される汚染の程度によっては，接触感染予防策の実施を検討する．

標準予防策

標準予防策とは，血液，体液，汗以外の分泌物，排泄物，損傷のある皮膚・粘膜に触れるときに，感染性の病原体の可能性を考慮し，手洗いなどの手指衛生を行うとともに，適切な個人用防護具を着用して，確実な感染対策を行うことを目的としています．

【手指衛生】 身体ケアに関わる病原体の伝播は，手指を介する経路が最も重要です．擦式アルコール製剤による手指衛生を基本とし，血液や体液など目に見える汚れが見られるときには，流水と液体石鹸による手指衛生を行います．

【手　袋】 血液や体液に触れるとき，触れる可能性があるときには，手袋を着用します．手袋を外すときに病原体に手指が汚染される可能性があるため，適切に着脱するとともに，直後の手指衛生が必要です．

【エプロン】 口腔内の吸引，オムツや尿の処置など，介護者の衣類や露出部位が汚染される危険性があるときには，使い捨てのエプロンを着用します．エプロンを脱ぐときには，露出している上腕の汚染も考慮した，適切な手指衛生が必要です．

【マスク】 利用者に咳やくしゃみなどの呼吸器感染症状を認めるときには，サージカルマスクを着用してからケアを実施します．

接触感染予防策

標準予防策は，すべての利用者のケアにあたって心がけるべき感染対策ですが，接触感染する病原体や感染症を利用者が有するときには，これに加えて接触感染予防策を行います．

接触感染する病原体や感染症として，薬剤耐性菌のほか，ノロウイルスやロタウイルスによる感染性胃腸炎，クロストリジウム・ディフィシル，疥癬，流行性角結膜炎が挙げられます．

接触感染予防策では，あらかじめ使い捨ての手袋とエプロンを着用してからケアを実施します．前腕まで汚染されるリスクがあるときには，袖のある使い捨てのガウンの着用が必要になります．利用者との接触による感染だけでなく，利用者周囲の環境表面にも微生物が付着している可能性を考慮します．

また，ケアに用いる器材（体温計，自動血圧計，食器，タオルなど）は利用者専用とすることが望ましく，やむをえず複数の利用者に使用するときには，利用者ごとに必ず洗浄または消毒します．

（沖縄県立中部病院感染症内科　髙山義浩）

○文献

1）Society for Healthcare Epidemiology of America, Infectious Diseases Society of America and Pediatric Infectious Diseases Society. Policy Statement on Antimicrobial Stewardship by the Society for Healthcare Epidemiology of America（SHEA）, the Infectious Diseases Society of America（IDSA）, and the Pediatric Infectious Diseases Society（PIDS）. Infect Control Hosp Epidemiol. 2012; 33: 322-7.

2）前田ら．耳鼻咽喉科診療所でのグラム染色検査によってもたらされた抗菌薬の選択・使用の変化：予備的検討日本プライマリ・ケア連合学会誌 2015; 38: 335-9.

3）Effectiveness of multifaceted educational programme to reduce antibiotic dispensing in primary care: practice based randomised controlled trial. BMJ. 2012; 344.

4）抗菌薬適正使用プログラムの実施：米国感染症学会および米国医療疫学学会によるガイドライン（日本語訳）（https://www.idsociety.org/uploadedFiles/IDSA/Guidelines-Patient_Care/IDSA_Practice_Guidelines/Other_Guidelines/ASP%E3%82%AC%E3%82%A4%E3%83%89%E3%83%A9%E3%82%A4%E3%83%B3_0823.pdf）.

5）Bell BG, et al. A systematic review and meta-analysis of the effects of

antibiotic consumption on antibiotic resistance. BMC Infect Dis. 2014 Jan 9; 14: 13.
6）冲中重雄．内科臨床と剖検による批判．「最終講義」．東京，実業之日本社，1997.
7）国立国際医療研究センター AMR臨床リファレンスセンター．抗菌薬意識調査2017（厚生労働省委託事業）（http://amr.ncgm.go.jp/pdf/20171109_ig_vol3.pdf）.
8）くすりの適正使用協議会.「中学生の母親の，医薬品の適正使用に関する意識・知識調査」．2014年1月（http://www.rad-ar.or.jp/information/pdf/nr13-140218(data).pdf）.
9）WHO. The evolving threat of antimicrobial resistance: options for action, 2012（http://apps.who.int/iris/bitstream/10665/44812/1/9789241503181_eng.pdf）.
10）CDC. Guideline for Isolation Precautions: Preventing Transmission of Infectious Agents in Healthcare Settings 2007.

編集作業を終えて

Sally Davies 女史の "The Drugs Don't Work" を初めて手にしたのは 2016 年 12 月，私が WHO の AMR（Anti-Microbial Resistance）対策責任者に着任し，ロンドンの彼女のオフィスを訪問したときでした．Global Health の世界において，AMR 対策に対する並々ならぬ情熱と歯に衣を着せないストレートな発言でよく知られる彼女は，WHO で新たに AMR を担当することになった私をまっすぐに見つめ，「あなたは Margaret（WHO 事務局長 Dr Margaret Chan）が任命した人だから信頼するわ．まずはこの本を読んでちょうだい」と手元にあったこの本にサインをして私に手渡しました．

Sally は英国において 150 年以上の歴史をもち，"doctor of the nation" と称される Chief Medical Officer です．一国家の保健医療・公衆衛生全体に責任をもつ立場にありながら，彼女の秘書が語ってくれたところによれば，職務時間の半分以上を AMR に割いているとのこと．その後，WHO の AMR 諮問委員会（Strategic Technical Advisory Group）の議長として，及び国連事務総長の AMR 多組織間調整委員会（Inter-Agency Coordination Group）の幹事長（Convener）として世界の AMR 対策を牽引する Sally の謦咳に接する中で，私は彼女に，「なぜここまで AMR に傾注するのか」尋ねたことがあります．彼女の答えはシンプルでした．「私は英国 Chief Medical Officer に着任した際（2010 年）に，何が最も重要な課題であるか，何が最も見落とされている課題であるか，保健・医療全体を見渡した．その結果，私の立場ならではの役割はAMR対策であると確信した」

本書でも触れているように，AMRは最初の抗菌剤ペニシリンを発見したフレミングが1945年のノーベル生理学・医学賞受賞講演ですでに警告している古い課題です．半世紀以上にわたって十分に省みられることのなかった課題がもはや放置できないことを見抜き，世界に再提示したSallyの慧眼に敬服します．SallyがAMR対策のうえで重要と考える市民への啓蒙の一助にと自ら筆をとったのがこの本です．普段は仕事に厳しいSallyですが，彼女が名刺代わりに会う人ごとに配るこの本を日本語に翻訳したいと彼女に伝えたときには満面の笑顔で了承してくれました．この翻訳書が日本のAMR対策の一助となることを願っています．

3月吉日

2018年2月　スイス ジュネーブWHO本部にて

編集代表　井上　肇

抗菌薬が効かなくなる
—AMR（薬剤耐性）との闘いに人類は勝てるのか？

平成 30 年 4 月 15 日　発　行

監　訳　忽　那　　賢　志

編　集　井　上　　　肇
　　　　長 谷 川　　学

発行者　池　田　和　博

発行所　丸善出版株式会社
〒101-0051　東京都千代田区神田神保町二丁目17番
編集：電話(03)3512-3262／FAX(03)3512-3272
営業：電話(03)3512-3256／FAX(03)3512-3270
https://www.maruzen-publishing.co.jp

組版印刷・株式会社 真興社／製本・株式会社 星共社

ISBN 978-4-621-30288-0　C 0047　Printed in Japan